华西医学大系

U0338624

解读"华西现象"

讲述华西故事

展示华西成果

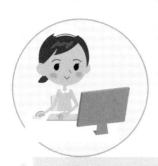

"漫"话科学就诊

◎郭　媛　何晓俐　饶　莉　主编

四川科学技术出版社

图书在版编目（CIP）数据

"漫"话科学就诊 / 郭媛, 何晓俐, 饶莉主编. —
成都 : 四川科学技术出版社, 2021.9
（华西医学大系. 医学科普）
ISBN 978-7-5727-0310-2

Ⅰ. ①漫… Ⅱ. ①郭… ②何… ③饶… Ⅲ. ①医院—
门诊—普及读物 Ⅳ. ①R4-49

中国版本图书馆CIP数据核字（2021）第191836号

"漫"话科学就诊

郭 媛 何晓俐 饶 莉 主编

出 品 人	程佳月
责任编辑	税萌成
封面设计	经典记忆
责任出版	欧晓春
出版发行	四川科学技术出版社
地 址	四川省成都市青羊区槐树街2号 邮政编码：610031
成品尺寸	156mm × 236mm
印 张	9.5 字 数 200千
印 刷	四川省南方印务有限公司
版 次	2022年3月第1版
印 次	2022年3月第1次印刷
定 价	48.00元

ISBN 978-7-5727-0310-2

本书编委会

主　编： 郭　媛　何晓俐　饶　莉

副主编： 陈励耘　朱道珺　万　智

编　者： 王艳君　赖世春　胥春梅　冯尘尘
　　　　　 谭　萍　苟　兴　吴薛滨　钟　玲
　　　　　 刘昕月　曹　华　陈可欣　何子杉
　　　　　 税章林

《华西医学大系》总序

　　由四川大学华西临床医学院/华西医院（简称"华西"）与新华文轩出版传媒股份有限公司（简称"新华文轩"）共同策划、精心打造的《华西医学大系》陆续与读者见面了，这是双方强强联合，共同助力健康中国战略、推动文化大繁荣的重要举措。

　　百年华西，历经120多年的历史与沉淀，华西人在每一个历史时期均辛勤耕耘，全力奉献。改革开放以来，华西励精图治、奋进创新，坚守"关怀、服务"的理念，遵循"厚德精业、求实创新"的院训，为践行中国特色卫生与健康发展道路，全心全意为人民健康服务做出了积极努力和应有贡献，华西也由此成为了全国一流、世界知名的医（学）院。如何继续传承百年华西文化，如何最大化发挥华西优质医疗资源辐射作用？这是处在新时代站位的华西需要积极思考和探索的问题。

　　新华文轩，作为我国首家"A+H"出版传媒企业、中国出版发行业排头兵，一直都以传承弘扬中华文明、引领产业发展为使命，以坚持导向、服务人民为己任。进入新时代后，新华文轩提出了坚持精准出版、精细出版、精品出版的"三精"出版发展思路，全心全意为推动我国文化发展与繁荣做出了积极努力和应有贡献。如何充分发挥新华文轩的出版和渠道优势,不断满足人民日益增长的美好生活需要?这是新华文轩一直以来积极思考和探索的问题。

基于上述思考,四川大学华西临床医学院/华西医院与新华文轩出版传媒股份有限公司于2018年4月18日共同签署了战略合作协议,启动了《华西医学大系》出版项目并将其作为双方战略合作的重要方面和旗舰项目,共同向承担《华西医学大系》出版工作的四川科学技术出版社授予了"华西医学出版中心"铭牌。

人民健康是民族昌盛和国家富强的重要标志,没有全民健康,就没有全面小康,医疗卫生服务直接关系人民身体健康。医学出版是医药卫生事业发展的重要组成部分,不断总结医学经验,向学界、社会推广医学成果,普及医学知识,对我国医疗水平的整体提高、对国民健康素养的整体提升均具有重要的推动作用。华西与新华文轩作为国内有影响力的大型医学健康机构与大型文化传媒企业,深入贯彻落实健康中国战略、文化强国战略,积极开展跨界合作,联合打造《华西医学大系》,展示了双方共同助力健康中国战略的开阔视野、务实精神和坚定信心。

华西之所以能够成就中国医学界的"华西现象",既在于党政同心、齐抓共管,又在于华西始终注重临床、教学、科研、管理这四个方面协调发展、齐头并进。教学是基础,科研是动力,医疗是中心,管理是保障,四者有机结合,使华西人才辈出,临床医疗水平不断提高,科研水平不断提升,管理方法不断创新,核心竞争力不断增强。

《华西医学大系》将全面系统深入展示华西医院在学术研究、临床诊疗、人才建设、管理创新、科学普及、社会贡献等方面的发展成就;是华西医院长期积累的医学知识产权与保护的重大项目,是华西医院品牌建设、文化建设的重大项目,也是讲好"华西故事"、展示"华西人"风采、弘扬"华西精神"的重大项目。

《华西医学大系》主要包括以下子系列：

①《学术精品系列》：总结华西医（学）院取得的学术成果，学术影响力强；②《临床实用技术系列》：主要介绍临床各方面的适宜技术、新技术等，针对性、指导性强；③《医学科普系列》：聚焦百姓最关心的、最迫切需要的医学科普知识，以百姓喜闻乐见的方式呈现；④《医院管理创新系列》：展示华西医（学）院管理改革创新的系列成果，体现华西"厚德精业、求实创新"的院训，探索华西医院管理创新成果的产权保护，推广华西优秀的管理理念；⑤《精准医疗扶贫系列》：包括华西特色智力扶贫的相关内容，旨在提高贫困地区基层医院的临床诊疗水平；⑥《名医名家系列》：展示华西人的医学成就、贡献和风采，弘扬华西精神；⑦《百年华西系列》：聚焦百年华西历史，书写百年华西故事。

我们将以精益求精的精神和持之以恒的毅力精心打造《华西医学大系》，将华西的医学成果转化为出版成果，向西部、全国乃至海外传播，提升我国医疗资源均衡化水平，造福更多的患者，推动我国全民健康事业向更高的层次迈进。

《华西医学大系》编委会

2018年7月

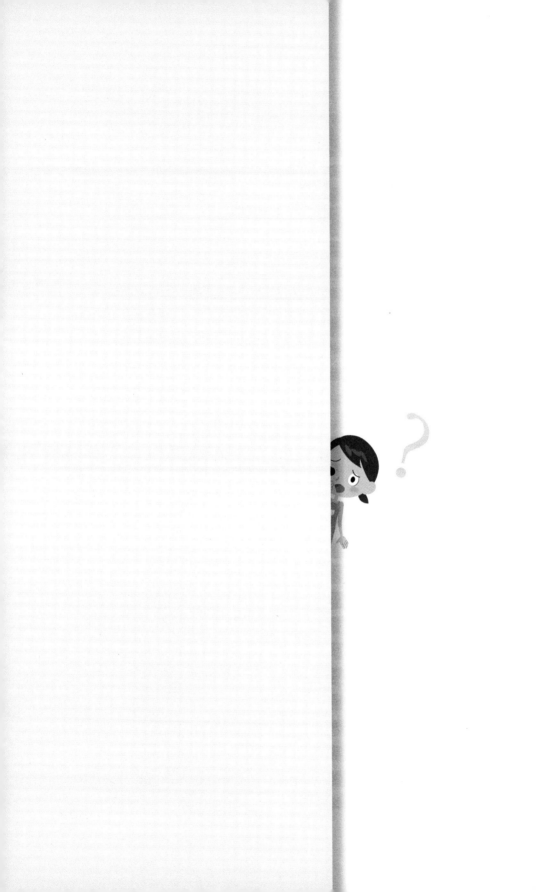

　　《"健康中国2030"规划纲要》提出"把健康摆在优先发展的战略地位"。随着生活水平提高、人口老龄化程度加重以及疾病谱变化，人民群众的就医需求越来越高。一方面，优质医疗资源有限，另一方面，患者对就诊相关科普知识的认知有限，导致很多重复就诊、无效就诊的现象。如何帮助患者顺利就诊，提高科学就诊意识是目前急需解决的问题。

　　本书作者查阅了大量文献，参考了相关教材和图书，并且结合多年的临床工作经验，以通俗易懂的文字、轻松幽默的风格，编写了《"漫"话科学就诊》。本书以就诊全过程为线索，梳理了相关注意事项，包括诊前准备、诊中配合、诊后调适，介绍了医疗体系、就医途径及健康管理理念，从院外到院内，从急诊到门诊，从准备到检查，从生理到心理，从治疗到预防，层层深入，循序渐进，旨在倡导科学就诊，助力全民健康。

　　这本书的完成凝聚了四川大学华西医院门诊部参与本书编写工作人员的经验和心血，感谢他们工作之余的默默付出，感谢多位专家教授的审核指导。希望这本书能够在提高患者就医认知、改善医患沟通配合上起到一定作用，希望能真正地帮助到更多的患者及家属。

随着社会的进步、医学的发展、技术的革新，就诊方式随之发生改变，科学就诊的内涵也将不断提升。书中如有疏漏及不当之处，欢迎广大医护同仁及患者朋友们指正。

需要说明的是，书中内容以编者目前所在医院的情况为代表，仅为患者朋友们提供部分参考，具体以实际就诊医院为准。

编者

2022 年 1 月

目录

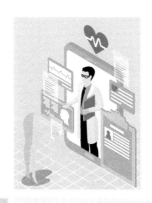

计划外出旅游，大家是不是都会提前研究攻略？

行程路线、酒店预订、景点门票……

只有准备充分，旅行才可能完美。

看病就诊也一样，

怎么科学看诊？怎么与医生沟通？怎么做好

诊后调适？……

哪里有最专业、最靠谱的就医攻略呢？

别着急，这不，我们来了！

第一节

医院分类知多少，我来跟您聊一聊

对于医院，您了解多少？
医院有哪些类别？如何区分？
让我带您一起来了解了解。

一、医疗机构的分类

什么是医疗机构？医疗机构是指依法定程序设立的从事疾病诊断、治疗活动的卫生机构的总称。通俗地说，就是老百姓说的看病的地方。

1. 按经济类型分类

1）公立医院

公立医院是指政府举办的纳入财政预算管理的医院，是我国医疗服务体系的主体，体现公益性，也是解决基本医疗、缓解人民群众就医困难的医疗服务主体。

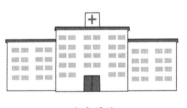

公立医院

2）民营医院

民营医院是指非政府公办的，私人性质的医院，也称私立医院。

民营医院大部分是由社会出资，以营利性机构为主导办立的卫生机构。

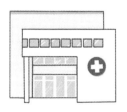

民营医院

2. 按等级分类

医院等级划分是根据医院规模、科研方向、人才技术力量、医疗硬件设备等对医院资质进行评定。医院等级划分标准全国统一，不分医院背景、所有性质等。

按照《医院分级管理标准》，医院经过评审分为三级，每级再划分为甲、乙、丙三等。

1）一级医院

一级医院也叫初级卫生保健机构，是直接向一定人口的社区提供医疗、预防、康复、保健综合服务的基层医院。一级医院一般为乡镇、社区医院，没有特别的等级划分。

基层医院

一级医院的医疗资源有限，若有疑难重症病人，会做相应的转诊安排。

2）二级医院

二级医院是地区性医院，一般为县、区级医院，是地区性的医疗卫生中心。

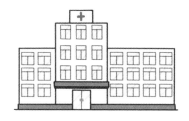

二级医院面向多个社区提供医疗卫生服务，接受一级医院转诊病人，对一级医院进行业务技术指导，并承担一定程度的教学、科研任务。

3）三级医院

三级医院是具有全面医疗、教学、科研能力的医疗卫生技术中心，是向多个地区提供高水平、专科性医疗卫生服务和执行高等教育、科研任务的区域性医院。

三级医院可跨地区、省、市及面向全国各地提供医疗卫生服务，主要提供专科（包括特殊专科）的医疗服务，承担疑难危重病症的救治，并接受二级医院转诊病人，对下级医院进行业务技术指导和人才培训；完成各种高级医疗专业人才的教学，承担省级以上科研项目的任务。

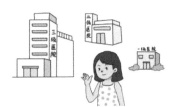

二、不同医疗机构的功能定位

1. 一级医院（基层医疗机构）

一级医院以全科医师为骨干，以社区疾病预防、健康教育、满足基本卫生服务需求为目的，直接对人群提供一级预防，并治疗常见病、多发病，为诊断明确、病情稳定的慢性病患者提供治疗、保健、康复、护理服务，对疑难重症做好正确转诊，协助上级医院合理分流患者，是经济方便、综合连续的基层卫生服务机构。

2. 二级医院（医疗机构）

二级医院主要参与指导对高危人群的监测，接收三级医院转诊的急性病恢复期、术后恢复期及危重症稳定期的患者。主要提供常见病、多发病诊疗，危急重症抢救和疑难病的转诊服务。

3. 三级医院（医疗机构）

三级医院主要提供危急重症、复杂疑难疾病的诊断和治疗服务，并结合临床开展教育、科研工作；三级医院可利用优质医疗资源和先进技术，提供复杂疑难疾病的诊疗服务。

综上所述，在我国三级医疗网络的功能定位中，一级医院承担的是常见病、多发病的诊疗以及预防保健的任务；二级医院提供的是一般性的专科医疗服务；三级医院则重点面向全省乃至全国提供复杂疑难、危急重症的诊疗服务。

第二节
职称专业各不同，医生擅长要搞懂

搞清楚了医院分类，下面再来聊一聊医生的专业和级别。

目前，很多患者朋友看病都倾向于找年纪大一点的医生。正如俗语："木匠要巧，郎中要老。"他们总觉得年长一点的医生经验更丰富，一眼就能看出病症。

事实上，随着现代医学的发展，年龄已经不是选择医生的唯一标准了。下面我们就来具体说一说。

医生是指通过学习医学专业知识及技术，挽救生命、治疗疾病的职业，由受过高等医学教育或长期从事医疗卫生工作的经卫生行政部门审查合格的专业人员担任。

医生的职称评定有两个体系：临床体系和教学科研体系。在不同体系下，职称称谓也有所不同。

一、临床体系

医生职称级别从高到低分别是：主任医师、副主任医师、主治医师、住院医师。

1. 主任医师

主任医师为高级职称，相当于大学教授。要成为主任医师，要求在达到一定工作年限的基础上，精通本专业理论技术，具有丰富的临床工作经验，能够解决本专业的复杂疑难问题，并满足教学、科研工作的相关要求。

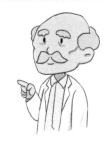

2. 副主任医师

副主任医师为副高级职称，相当于大学副教授。同样，要求在达到一定的工作年限的基础上，精通本专业理论技术，具有较丰富的临床经验，并满足教学、科研工作的相关要求。

3. 主治医师

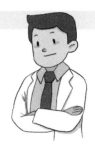

主治医师属于中级职称，相当于大学讲师，需要具备一定的理论实践经验，尤其是常见病、多发病的诊疗，并且熟练掌握本专业的技术操作。

4. 住院医师

住院医师属于初级职称，理论上相当于大学助教，需要经过一定时间的专业培训，达到住院医师规范化培训的要求。

二、教学科研体系

教授、副教授是一种教学上的称谓，一般医科大学或者医学院的附属医院才会有这样的称谓。教学医院可以参评这种教学上的职称评定。

在职称方面，我们可以这样理解：教授等同于主任医师，副教授等同于副主任医师，讲师等同于主治医师，助教等同于住院医师。

三、专家级别

部分三级甲等医院还设有专家级别。这里的专家是指在某个领域有比较突出专长的医生，一般是按照医生职称、年资、学术成果、学术任职和门诊患者满意度（有无医疗投诉纠纷）等进行综合评聘。

以某三级甲等医院为例，专家级别由高到低依次为：一级专家、二级专家、三级专家、四级专家。

四、业务分类

在我国，医生的业务分类分为专科医生和全科医生，他们在服务模式、能力要求和社会分工上有一些区别。

全科医生主要分布在基层医疗机构，专科医生主要分布在二级及以上医院。当然，很多医院二者兼有。

1. 全科医生

全科医生是经全科医学专业培训，临床技能全面的医学人才，具有独立的工作能力，可以处理常见病、多发病及一般急症。

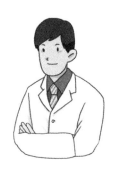

全科医生具有专业的态度、过硬的知识和技能，执行全科医疗的卫生服务，是健康管理服务的主要提供者。在我国，很多基层的全科医生也是家庭医生，向家庭成员提供连续性、综合性、协调性、可及性的医疗服务，如健康维护和疾病预防，强调个体化和人性化。

2. 专科医生

专科医生是在基本医学培训基础上，经过系统的专科培训，具有较强的临床专科技能的医生。

专科医生擅长本专业复杂、疑难、危重疾病的分析、研究与诊疗，为患者提供系统性、针对性的专科医疗服务，是专科疾病的研究者和专家。

3. 全科医生和专科医生的区别

1）服务宗旨与责任

全科医生负责健康时期、疾病早期以及经专科诊疗后的恢复期患者的长期照护。无论服务对象有无疾病，全科医生都要提供连续性和综合性的医疗健康服务，是专科医疗服务的基础和补充。

专科医生主要负责疾病急性期的诊疗和专科诊疗方案的拟定。

他们分别负责疾病发展的不同阶段，二者互为补充。

2）服务内容与方式

全科医生处理的多为常见健康问题，利用社区和家庭的卫生资源，维护社区居民的基本健康，并干预各种无法治愈的慢性疾病及其导致的功能性问题，积极影响服务对象的生活方式和健康信念。

相对来说专科医生处理的是一些较为复杂、危重的疾病，通过先进的专科技术手段，为患者提供针对性的专科医疗服务。

第三节

门诊急诊怎么选，学会判断不茫然

很多患者朋友发现身体不适，不论症状轻重，第一时间就去看急诊，以为方便快捷，去了就能看，不用预约。结果到了急诊，才发现一切并非如此……

所以敲黑板，划重点！不是什么疾病都可以看急诊！急诊作为紧急的生命救治通道，需要留给有切实需要的、危及生命的急重症患者。

那么，急诊和门诊到底有什么区别，患者朋友们该如何判断和选择呢？

一、急诊和门诊

1. 急诊

急诊是指紧急情况下的治疗，包括紧急救治和抢救。医院急诊科是完成紧急救治和抢救的场所，确保当患者突发疾病、遭受意外伤害时，在最短时间内得到专业、科学的救治。

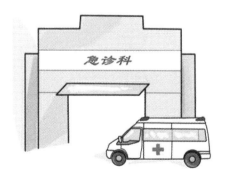
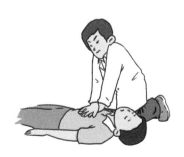

👉 **哪些情况应该看急诊？**

这里教大家一个急诊症状"十字真经"。

"热、毒、伤、心、血、突、晕、呼、腹、痛"，牢记这十个字，就能判断个八九不离十。

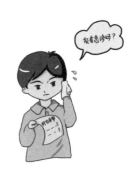

热：因各种原因引起的急性发热，全身症状明显，或伴嗜睡等症状，应前往急诊或急诊发热门诊。

毒：食物中毒、药物中毒、化学品中毒、毒蛇毒虫咬伤等。

伤：动物抓咬伤，新发骨折、脱臼、割裂伤等外伤，急性胸腹部脏器损伤等。

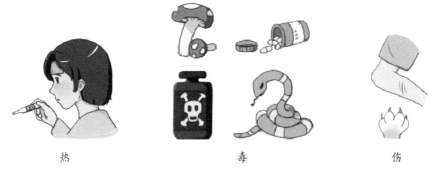

热　　　　　　　　毒　　　　　　　　伤

心：心慌、胸闷，自觉心跳过快；心累、气紧，不能平卧；心跳过慢，每分钟不足50次；心前区剧烈疼痛等。

血：大量便血、呕血、咯血以及各种原因导致的大量出血。

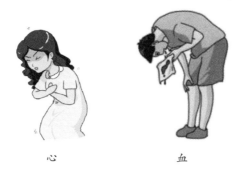

心　　　　　　　　血

突：突发性症状或疾病，如突发耳聋、失明、鱼刺卡喉、食管梗阻、突发失语、偏瘫、四肢抽搐等，还有溺水、触电等危及生命的紧急事件发生后。

晕：强烈的晕眩感、严重的恶心呕吐、突发晕倒、中风等。

呼：与呼吸相关的急症，如哮喘急性发作、气管异物，表现为呼吸急促、胸闷、口唇青紫等症状。

腹：严重的腹痛、腹泻、腹肌紧张等。

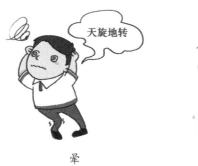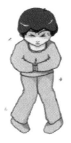

晕　　　　　　　　　　腹

痛：发生在任意部位的剧烈疼痛，如剧烈头痛、腰部绞痛等。

突发以上症状时，一定要尽快到急诊就诊，切忌按照网络中流传的所谓急救偏方进行施治，比如，十指放血进行中风急救、心脏病一律吃硝酸甘油等。

注意

☞ 紧急情况应该怎么办？

以下情况发生后，如果处理不及时，轻者带来痛苦，重者可能造成不可逆转的伤害，甚至危及生命。因此，了解这些意外发生后的自我应急知识非常重要！

• 烫伤、烧伤

（1）清洁凉水直接冲淋。

（2）小心剪开烫伤处的衣物，让伤口裸露。

（3）如出现水疱，不能自行扎破，应及时到医院处理。

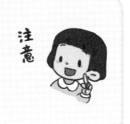

• 割伤

（1）轻微割伤：局部压迫5~10分钟，或使用创可贴保护止血。

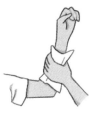

（2）严重割伤：严格按压，或利用身边可获取的清洁材料进行简单加压包扎，及时前往医院进一步处理。包扎时，要用干净的纱布或手帕、毛巾等压住伤口，再用绷带或长条状的布类物施加一定的压力，环形或螺旋形包裹住伤口。

• 扭伤

（1）如果是局部疼痛、活动不便，建议局部冷敷，不要随意揉搓，必要时就医。

（2）如果出现肿胀、皮肤青紫，48小时内冷敷，尽快医院就诊。

• 异物卡喉

1）卡在食管

如鱼刺、骨头等卡在食管，一般不会有呼吸困难，而是出现明显的疼痛感，应尽快前往医院。

2）卡在气道

（1）自我腹部冲击法：一定要争分夺秒。一手握拳放在自己的中上腹，另一只手扣在拳上，再抵靠一些硬实的物体，比如桌角、椅子背或沙发角，快速向后向上冲击，直至将异物排出为止。

（2）旁人帮助——海姆立克急救法：施救者站在患者身后，环抱腹部，一手握拳放在患者中上腹，另一手扣住握拳的手，向上向后快速用力冲击。施压完毕后，放松手臂，然后重复操作，直到解除气道梗阻。

值得注意的是，如果患者体型偏胖或为孕妇，可以把双手的位置向上移至胸部，采用胸部冲击法施救。

• 流鼻血

（1）指压止血法：用大拇指和食指压迫鼻子中部，利用鼻翼间接压迫出血点。

（2）鼻腔填塞止血法：用纱布或干净纸巾进行局部填塞。

（3）冷敷法：可用冰块冷敷鼻根部。

保持坐位或半卧位，如果血液流入口腔要尽量吐出，避免吞入后刺激胃肠道引起恶心、呕吐。

2. 门诊

门诊通常接诊非急症、病情相对稳定的患者，门诊医生通过问诊、查体、辅助检查等，作出初步诊断，制订科学合理的治疗方案。

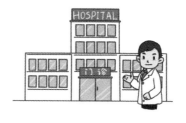

如果病情需要进一步观察、完善相关检查以明确诊断，或者疾病较急较重，医生将建议入院继续治疗。

☞ 哪些情况看门诊？

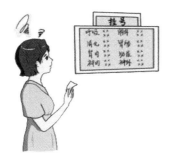

门诊相对于急诊，专业划分更细，坐诊医师更多，适用于病情允许在门诊时间内根据医生的安排进行检查和处理的患者以及慢性疾病稳定期随访的患者。

☞ 是不是所有患者都有必要去急诊？

有些患者认为急诊可以很快见到医生，得到更及时的处理。

其实不是所有疾病都适合看急诊！一些非急重症或病情不属于急诊处理范围的疾病，急诊不会接诊。急诊处理的都是病情紧急、危重、需要及时诊疗或迅速救治的患

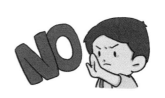

者，如果普通患者占用了急诊医疗资源，那真正的急重症患者又如何得到保障呢？

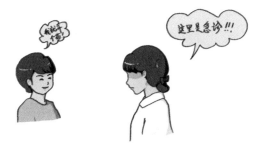

二、门诊形式

1. 线上门诊

互联网门诊即互联网医院开设的线上门诊，是互联网在医疗行业的新应用。作为实体医院的延伸和补充，互联网医院可以对复诊患者提供在线疾病问诊与咨询、线上复诊、电子处方、药品快递到家、检查结果在线查看、建立电子健康档案、远程会诊、远程治疗及康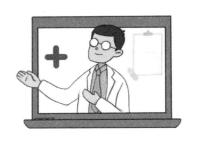复等服务，打通线上、线下相结合的"防控—诊治—康复"全周期健康服务闭环，为患者提供便捷化的医疗服务。

互联网医疗还包括了以互联网为载体和技术手段的健康教育、医疗信息查询、疾病风险评估等多种形式的健康医疗服务。

互联网医疗代表了医疗行业新的发展方向，有利于解决国内优质医疗资源不平衡和人们日益增加的健康医疗需求之间的矛盾，是国家积极引导和支持的医疗发展模式。

☞ 哪些情况适合互联网门诊？

（1）病情稳定的慢性病患者，特别是长期用药患者。

（2）术后常规复查、随访患者。

（3）病情稳定，门诊定期随访患者。

2. 线下门诊

传统的线下门诊，是指患者需要到医院现场，与医生面对面、通过问诊查体完成看诊的门诊，是目前大多数患者选择的门诊方式。

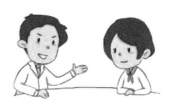

☞ 哪些情况建议线下门诊？

（1）初次就诊，诊断暂不明确，需要现场查体。

（2）病情变化明显。

（3）病情较重，需要尽快诊治。

（4）线上门诊不能满足疾病诊治需求。

3. 其他形式的门诊

目前，很多医院还开设了其他形式的门诊。

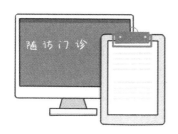

☞ 随访门诊

随访门诊主要针对正在诊治中的患者，医务人员定期通过电话或网络，随访观察其身体状况，了解病情变化，指导疾病康复。

如果患者自觉病情加重或发生明显变化，应及时前往医院专科门诊就诊。

☞ 慢性病连续性管理门诊

慢性病连续性管理门诊针对慢性非传染性疾病及其风险因素，进行定期的连续性监测、科学评估、适时干预、综合管理，主要包括慢性病的早期筛查、风险预测、高危预警与综合

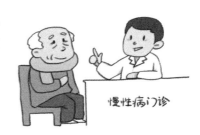

干预，以及慢性病人群的综合管理、效果评估等。

这类门诊主要面向慢性病患者，比如冠心病连续性健康管理、消化道早癌连续性健康管理、银屑病连续性健康管理等。

多学科联合门诊（MDT）

多学科联合门诊是针对患者某一器官或系统疾病，多个医疗学科专家团队讨论、综合评估的诊疗模式，共同为患者制订科学、合理、系统、专业、规范的最优整体治疗方案，最大限度缩短患者诊断、治疗的等待时间，同时避免不必要的转诊及重复检查。

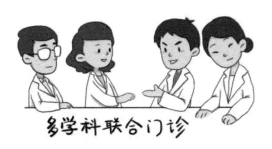

多学科联合门诊

以某大型三甲医院为例，开展了涵盖多个病种的MDT，如结直肠癌MDT、肝癌MDT、肝移植MDT等，围绕患者进行个性化诊疗，实现了以人为本、以患者为中心的精准治疗闭环。

这类门诊主要适合专科医生看诊后建议申请MDT以及符合MDT病种条件的患者。

罕见病诊治中心

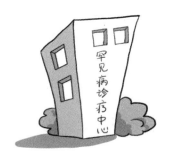

罕见病，顾名思义是指那些发病率极低、比较少见的疾病。

为了更好地改善罕见病患者的就诊现状，充分利用优质医疗资源，部分大型三甲医院设立了罕见病诊治中心。

这类门诊主要服务于罕见病确诊或疑似患者。

双向转诊中心

双向转诊是指不同医疗机构之间根据患者病情需要进行相互转

诊。简单地说，就是"小病在社区、大病进医院、康复回社区"，积极发挥大中型医院在人才、技术及设备等方面的优势，同时充分利用各社区医院的服务功能和网点资源，促使基本医疗逐步下沉社区，社区群众疑难危重症的救治到大中型医院；上级医院对诊断明确、经过治疗病情稳定转入恢复期的患者，评估后让患者返回所在辖区社区卫生机构进行后续的治疗和康复。

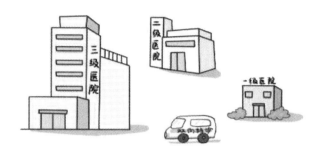

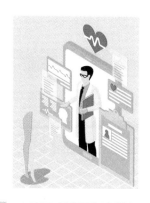

第二章 诊前：
有备无患，看病不乱

说到看病前的准备，

很多患者朋友肯定会说，

就是挂号嘛，

预约好了，到时间就去，

有什么需要特别准备的嘛！

要想看病有效率，

下面内容送给您！

第一节

症状各不同，挂号要搞懂

到医院看病，很多时候是因为身体出现了一些不适感或异常感。

那什么症状该看什么科，很多患者朋友并不太清楚。

下面具体讲一讲，希望能够给您提供参考和帮助！

一、症状与体征

症状是指疾病过程中躯体的一系列机能、代谢和形态结构发生异常变化时，所引起的主观不适、异常感觉或某些客观病态改变。例如头痛、心悸、腹痛、咳嗽、乏力、恶心等。

症状的表现形式多样，如疼痛、眩晕、肥胖、消瘦；有些症状需通过客观医学检查才能发现，如发热、黄疸；有些症状无主观异常感觉，需要通过客观医学检查才能发现，如黏膜出血、腹部包块；还有其他情况，如多尿、少尿等，需通过客观医学评定才能确定。

异常变化引起的现象如能用客观检查（体格检查）的方法检出，称之为"体征"，例如心脏杂音、肺部啰音、血压升高、反射异常等。

患者朋友们通常说的"症状"，其实是广义的症状，包含上面说的症状和体征两个方面。

不同的症状对应不同的科室。希望下面的分诊指导能给您提供参考。

二、科室的选择

1. 头痛

一侧或两侧头痛，疲劳、紧张时加重 → 神经内科

伴鼻塞、脓涕 → 耳鼻喉科

外伤引起的头痛 → 神经外科

与情绪关系密切 → 心理卫生中心

2. 发热

伴咳嗽、咳痰、胸痛 → 呼吸内科

伴腹泻、腹胀、腹痛 → 消化内科/感染科

伴头痛、恶心、神志改变 → 神经内科

伴关节疼痛 → 风湿免疫科

伴尿频、尿急 → 肾脏内科/泌尿外科

3. 头晕/眩晕

体位改变时（如躺下或翻身）头晕 → 耳鼻喉科

站立不稳、晕眩，甚至意识不清 → 神经内科

发作时伴颈部不适、肢体麻木 → 骨科（脊柱外科）

发作时心前区疼痛、心慌不适 → 心脏内科

4. 咳嗽

伴咳痰、发热、咯血、呼吸困难、胸痛 → 呼吸内科

无痰或少痰，伴声音嘶哑、咽喉部不适 → 耳鼻喉科

伴心累、气紧，下肢肿胀 → 心脏内科

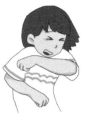

5. 咯血

伴咳嗽、咳痰、胸痛 → 呼吸内科

伴潮热、盗汗、消瘦 → 结核科

伴心累、心悸、气促、夜间呼吸困难 → 心脏内科

伴皮下瘀血瘀斑、血小板异常 → 血液内科

6. 胸痛

胸口或胸前疼痛，有压迫感 → 心脏内科

因骨折等外伤所致，弯腰、侧弯时疼痛加剧 → 骨科

胸痛、心前区紧缩感，持续3~5分钟 → 急诊科

伴反酸、烧心、吞咽困难 → 消化内科

伴咳嗽、发热 → 呼吸内科

伴胸部皮疹，持续性或阵发性的烧灼样、针刺样疼痛 → 皮肤科

7. 呼吸困难

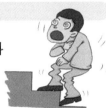

哮喘急性发作，用药后不能自行缓解 → 急诊科

食物、药物中毒所致 → 急诊科

伴咳嗽、咳痰 → 呼吸内科

8. 发绀

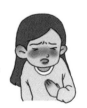

伴咳嗽、呼吸困难 → 呼吸内科

伴心悸、气短 → 心脏内科

伴静脉曲张、肢端肿胀、疼痛、冰凉感 → 血管外科

伴意识障碍 → 急诊科

9. 心悸

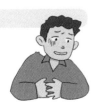

伴活动后心累、心前区疼痛 → 心脏内科

伴消瘦、多汗 → 内分泌科

与情绪相关 → 心理卫生中心

伴贫血、面色苍白、乏力 → 血液内科

10. 水肿

全身性：

下肢水肿，活动后明显，休息减轻 → 心脏内科

晨起眼睑、颜面水肿，伴蛋白尿 → 肾脏内科

伴腹胀，肝功能异常 → 消化内科

伴出汗减少、怕冷、精神萎靡 → 内分泌科

局部性：

红、肿、热、痛、皮疹 → 皮肤科

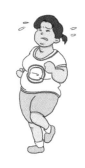

11. 黄疸

伴寒战、高热、头痛、呕吐、腰背酸痛、全身不适 → 急诊科

伴发热、乏力、食欲缺乏、恶心、呕吐、腹胀、腹痛 → 消化内科

新生儿 → 儿科

12. 贫血

伴腹部不适、黑色大便 → 消化内科

伴黄疸、浓茶色尿 → 血液内科

伴发热、出血征象 → 血液内科

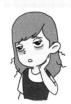

13. 体重减轻

伴多饮、多食、多尿 → 内分泌科

伴怕热、多汗、急躁 → 内分泌科

伴厌食、大便异常 → 消化内科

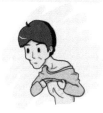

14. 呕吐

伴反酸、呃逆、嗳气 → 消化内科

伴腹痛、腹肌紧张 → 普通外科

呈喷射性，伴头痛 → 神经内科

伴剧烈眼胀眼痛、畏光流泪 → 眼科

伴眩晕、眼球震颤 → 耳鼻喉科

伴停经 → 妇产科

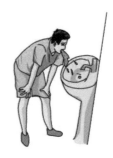

15. 呕血

伴上腹痛 → 消化内科/胃肠外科

伴肝脾肿大 → 消化内科/肝脏外科

伴黄疸 → 胆道外科/感染科

伴皮肤黏膜出血 → 血液内科

16. 腹痛

急性剧烈腹痛 → 急诊科

伴反酸、恶心、呕吐 → 消化内科

伴腹泻、发热 → 肠道门诊

伴尿急、尿频、尿痛、血尿 → 泌尿外科/肾脏内科

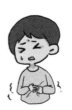

17. 腹泻

伴发热、腹痛 → 消化内科

伴关节疼痛 → 风湿免疫科

伴皮疹、皮下出血 → 感染科

伴腹部肿块 → 普通外科

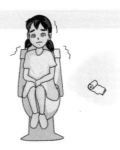

18. 便血

大便带鲜红血 → 普通外科/肛肠外科

大便带暗红或黑便 → 消化内科

伴发热 → 感染科/普通外科

伴全身出血倾向 → 血液内科

伴腹部肿块 → 消化内科/普通外科

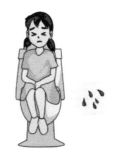

19. 小便异常

血尿 → 肾脏内科/泌尿外科

尿频、尿急、尿痛 → 肾脏内科

少尿伴浮肿 → 肾脏内科

少尿伴腰痛 → 泌尿外科

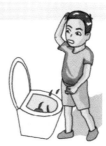

20. 肢体疼痛

某一关节肿痛 → 骨科

两侧关节痛同时发作，首发于近端指间关节，休息后加重 → 风湿免疫科

小腿肿胀，行走劳累后疼痛加重，休息后缓解 → 血管外科

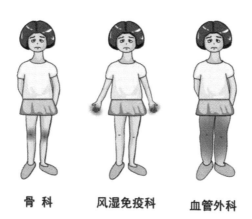

骨 科　　　　风湿免疫科　　　血管外科

21. 失眠

压力大、焦虑、睡眠过少 → 心理卫生中心

入睡困难、早醒、易醒 → 心理卫生中心

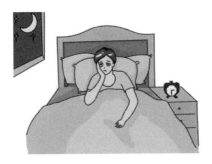

22. 打呼噜

睡觉打呼噜，偶尔"暂停"几秒，甚至被憋醒 → 耳鼻喉科/呼吸内科

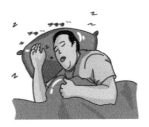

23. 过敏

皮肤瘙痒，伴红疹 → 皮肤科/变态反应科

上述内容仅供参考，对于某些复杂的疑难疾病，可能需要进一步检查后才能明确所属科室和亚专业。

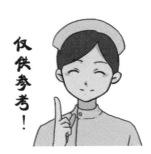

第二节

诊前准备好, 冤枉路少跑

一、一般准备

门诊经常会遇到患者挂错号、不清楚就医流程, 无效候诊好几个小时、忘带检查或既往病历资料、忘记服用药物的名字……不仅影响了就诊效率, 带来不好的就诊体验, 也浪费了医疗资源。

下面就来谈谈如何做好就诊前准备。

1. 通过医院官网和APP了解医院院区、科室、亚专业及医生

目前, 很多医院都有自己的官网和手机APP, 患者朋友们可以在就诊前登录官网或APP了解拟就诊医院的基本情况、院区分布、科室简介、各学科各亚专业的医生简介。

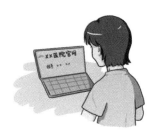

2. 提前了解拟就诊医院的挂号方式, 正确预约

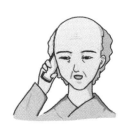

为了改善患者就医体验, 很多医院都在不断建立、完善预约诊疗服务, 提倡分时段就诊。预约挂号途径便捷多样, 如电话、微信公众号、医院官方APP、医院现场自助挂号机等。总有一款适合您, 哪种方便选哪种!

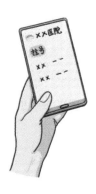

明确了挂号方式，还需要了解相关的挂号规则，即出诊医师号源的放号周期和放号时间、是否需要办理实名制就诊卡、是否需要身份证注册、具体如何操作等。

3. 基础资料准备

根据不同医院的要求，就诊前应准备好相应的就诊凭证，如实名制就诊卡（或已绑定注册的身份证、就诊电子二维码等）、社保卡、银行卡、适量现金（以备不时之需）等。

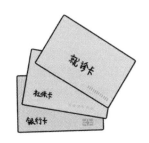

4. 检查资料准备

1）分类整理

（1）本次就诊医院病历、其他曾就诊医院病历。

（2）本次就诊科室病历、其他曾就诊科室病历。

（3）按年份、月份等不同时间阶段。

2）具体资料

（1）门诊病历：既往在医院门诊就诊时医生书写的病历资料，按由近及远的顺序整理。

（2）住院病历：出院证明书、住院病历复印件、病理检查报告等。

出院证明书是办理出院手续时医生交予的出院证明；住院病历复印件是出院一定天数后（具体以医院实际规定为准），凭出院证明书和身份证等有效证件在医院病案中心复印的住院医疗文书；病理检查报告是针对已完成病理检查的患者。

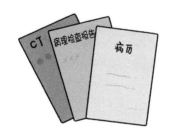

（3）检查资料：按照由近及远的时间顺序整理，包括各类化验报告、影像学报告及胶片，以及其他与

本次疾病相关的检查报告。

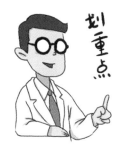

划重点：部分患者认为影像学报告单才是最重要的，于是看病时往往不带胶片，只带纸质文字报告，甚至只用手机拍个照，这可是不行的！胶片是疾病发展过程中客观的影像记录，比纸质报告更直观，临床医生往往会再次阅片参考。

如果医生看诊后建议患者复查，可能的原因有：

（1）检查时间超过了时效性，比如胸片是一年前的。

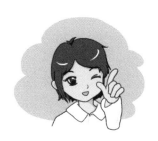

（2）会影响到诊疗的专科检查，因不同医院之间设备或技术的原因，医生认为有必要复查。

请患者朋友们多多理解。

5. 问题清单准备

此次就诊的主要目的、最需要解决的问题、最想了解和咨询的内容……

请患者朋友们务必提前想好，依次记下。这样可以在看病时有条不紊，了然于心。避免临时回忆，既耽误时间又影响病史采集的完整性。

如果第一次到医院就诊，称之为"初诊"。与医生沟通时，需要表达清楚以下一些重要信息：

（1）主诉：通俗的说，就是本次看病的主要原因，比如出现了哪些症状？描述清楚才便于医生在有限的时间内及时做出大致的判断。

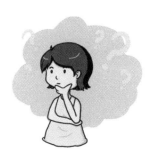

（2）发病时间：从什么时候开始发病，持续了多久？如果病情加重，是从什么

时候开始的？如果同时有好几个症状，需分别描述各种症状的发病时间和持续时间。

（3）主要症状的特点：出现主要症状时有没有什么诱因，什么情况下症状加重或减轻……清晰表达症状的特点，有助于医生进一步判断。

（4）诊治过程：既往是否在外院诊治过？诊治情况以及疗效如何？

（5）既往史：又称过去病史，即除了本次症状外，平时的健康状况？是否有高血压、糖尿病？是否患有某些重大疾病？是否做过手术等。

（6）家族史：指患者的家族成员中某种疾病的发病情况，不仅限于父母、子女、祖孙等直系亲属，可以是较大范围的家族成员，即家族中的其他成员有没有与本次症状相关的疾病史。

举个例子：

间断性胸痛2年多，无明显诱因，持续几分钟后消失。1年前因"胸痛频繁发作数小时"于外院住院治疗，住院期间行血液检查、心电图、彩超、CT等检查，诊断为"心绞痛"。口服XX药物（名称、剂量、频次）至今。2小时前，胸痛无明显诱因再次发作，同时伴出汗、头晕、心悸，胸痛放射至左肩部。10多年前因外院诊断"阵发性室上性心动过速"，行"射频消融术"。吸烟10多年，每天约20支；饮酒10多年，每周2~3次，每次3两左右。父亲有冠心病病史。

如果疾病诊断明确，后续需要定期就诊，我们称之为"复诊"。复诊时，需要表达清楚以下一些重要信息：

（1）既往在哪家医院确诊为什么疾病，诊断的时间是何时。

（2）上次就诊后是否有治疗方案的调整，如果调整，调整后的药物名称、剂量、频次以及用药反应是什么。

举个例子：

某患者患糖尿病12年，一直注射胰岛素（可以带上胰岛素笔），同时口服降糖药物（名称、剂量、频次）。1个多月前逐渐出现视力下降、口干、尿多等症状。

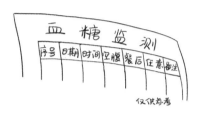

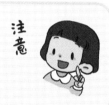

就诊乳腺外科时，如果既往植入了假体，应作为病史向医生陈述；就诊皮肤科时，如果既往做了文眉、脱毛也应该及时向医生说明，供医生全面了解。

6. 用药整理

有些患者因为疾病原因，需要长期服用多种药物。如何在有限的就诊时间内，准确地向医生说明用药情况呢？

以下两个简单易行的方法推荐给大家：

（1）整理一个用药记录表，详细填写既往用药的名称、剂量和频次，以及用药后的情况。

（2）可以带上所用药的外包装或者将药品外包装正面剪下，在背面注明药品每日的用法用量，从什么时候开始服用、什么时间有调整、调整后有无不良反应等。

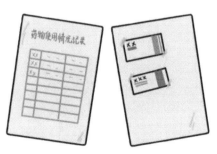

这样，医生就可以快速全面地掌握目前的用药情况。

7. 温馨提示

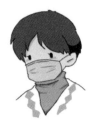

注意喷嚏礼仪和手卫生。如果在呼吸系统传染性疾病流行期间或者疫情防控常态化情况下，还需准备1~2个医用口罩，正确佩戴，科学防护。

为了方便医生查体和病情观察，应该注意衣着和妆容上的小细节。

建议穿着舒适、便于行走的鞋子，简单、易于穿脱的衣服。上衣尽量容易解开扣子，袖子容易卷起或者脱下，切记不要穿连体衣。特别在冬天，不要穿着过厚、过紧、不易穿脱的衣服就诊，以免影响医生查体。

素颜就诊，不化妆，不美甲，不喷洒香水，以免影响病情诊断的准确性。

8. 了解医院位置，做好出行计划

现在很多医院设有多个院区，多个门诊大楼，同一个医生可能会在不同时间、不同院区坐诊，所以就诊前需仔细确认就诊院区、楼栋及其具体位置，了解出行方式（如驾车、公交、地铁），哪种更为轻松便捷。如果驾车，还需考虑医院及其附近是否方便停车等。

提前做好这些出行计划，然后按照挂号预约的时间段到达医院，有序就诊。

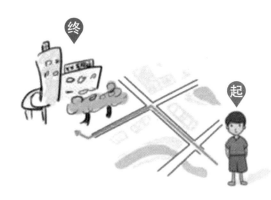

二、专科诊前准备

前面我们介绍了一些看病就诊的知识。下面我们将进一步讲讲去不同科室就诊前应该做好哪些准备，供大家参考。一般来讲，需携带近期就诊病历、检查报告、出院证明书等。

以某三甲医院为例，具体情况请结合实际就诊医院的要求。

1. 呼吸内科

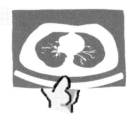

携带影像检查胶片、纸质报告等。若需行支气管激发试验的患者，请在医师指导下暂停呼吸道相关用药。

2. 心脏内科

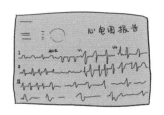

携带心电图、心脏彩超、24小时动态心电图、24小时动态血压、生化检验等检查报告。高血压患者，请携带近期血压自我监测记录表；长期服药患者，请尽量准确提供目前用药情况。服用华法林的患者，请于就诊前先行复查国际标准化比值（INR）。必要时，请配合血压测量。

3. 消化内科

携带腹部彩超、肝肾功能、胃肠镜等检查报告。如需行胃肠镜检查，请于检查前24~48小时内避免进食辛辣刺激、油腻生冷、坚硬不易消化的食物（具体可参见本章第三节）。

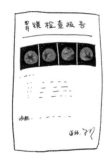

4. 肾脏内科

携带血常规、小便常规、肝肾功能、肾脏彩超等检查报告。长期服药患者，请准确提供目前服药情况。必要时，请配合血压测量。

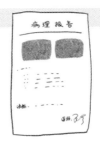

5. 风湿免疫科

初诊患者请携带既往相关检查资料，如血常规、小便常规、肝肾功能、免疫全套等检查报告。复诊患者请携带既往病历及近期检查结果，如血常规、小便常规、肝肾功能、血沉、C反应蛋白、补体等检查报告。长期服药患者，请准确提供目前服药情况。

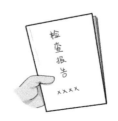

6. 内分泌科

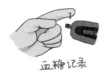

携带近期检查结果就诊。糖尿病或高血压患者，请携带近期血糖或血压监测表；长期服药患者，请准确提供目前用药情况。甲状腺相关疾病患者，请提前检查甲状腺功能，必要时行甲状腺彩超检查。

7. 血液科

携带血常规、肝肾功能、骨髓穿刺、基因检查结果等。复诊患者请提前复查血常规。长期服药患者，请准确提供目前服药情况。

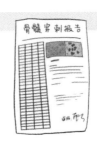

8. 肝炎科

携带血常规、肝肾功能、乙肝病毒载量（HBV-DNA）、乙肝两对半定量、甲胎蛋白（AFP）、异常凝血酶原时间（PIVKA-Ⅱ）、超声诊断无创纤维化扫描（FibroScan）、上腹部普通彩超等检查结果。长期服药患者，请准确提供目前服药情况；如正在服用抗病毒药物，请一定在医师指导下用药，不能轻易停用抗病毒药物（如有生育需求，请及时告知医师）。

9. 感染科

携带血常规、血沉、C反应蛋白、肝肾功能等检查报告。特殊感染患者，就诊前请主动告知医务人员。

10. 肿瘤科

初诊患者携带近期检查结果。复诊患者请携带好上一次的复查结果，以便对比评估。长期服药患者，请准确提供目前服药情况。

11. 神经内科

携带影像检查胶片、纸质报告等。高血压和糖尿病患者，请携带近期血压和血糖监测记录表。癫痫患者，请尽量提供发作时的情况记录；长期服药患者，请准确提供目前服药情况。颅内占位患者，请先至神经外科就诊。

12. 心理卫生中心

初诊患者及家属请提供详细病程信息（如症状、持续时间、服药情况、发病诱因等）。复诊患者及家属请准确提供目前用药情况、症状控制情况等。

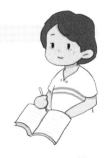

13. 皮肤性病科

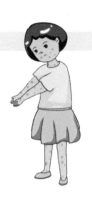

携带皮肤镜、皮肤病理活检报告等。就诊前1~2天请勿清洗皮损部位，脱发或头皮皮损患者请勿洗头，面部疾病患者素颜就诊，请勿化妆。如果条件允许，请尽量保存各时期皮损照片，便于医生全面了解病情变化，明确诊断。

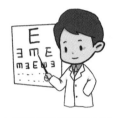

14. 眼科

携带影像检查胶片、纸质报告、验光单等。必要时，请先配合视力检测。

15. 耳鼻喉科

携带鼻咽喉镜、影像检查胶片、纸质报告等。已行病理活检的患者，请携带病理报告。

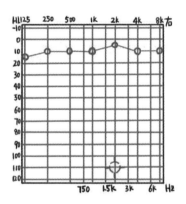

16. 骨科

携带影像检查胶片、纸质报告等。已行病理活检的患者，请携带病理报告。

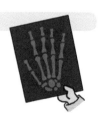

17. 乳腺外科

携带乳腺彩超、钼靶等检查报告。已行病理检查的患者，请携带病理报告。

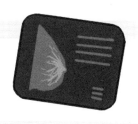

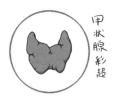

18. 甲状腺外科

携带甲状腺彩超、甲状腺功能等检查报告。已行病理检查的患者，请携带病理报告。

19. 胃肠外科

携带胃镜、肠镜等检查报告。如需行胃肠镜检查，请于检查前24~48小时避免进食辛辣刺激、油腻生冷、坚硬不易消化的食物（具体可参见本章第三节）。已行病理活检的患者，请携带病理报告。

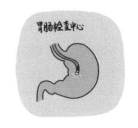

20. 心脏外科

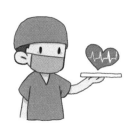

携带心电图、心脏彩超、24小时动态心电图、24小时动态血压、生化检验等检查报告。术后服用华法林的患者，请于就诊前复查国际标准化比值（INR）。进入诊室前，请配合血压测量。

21. 泌尿外科

携带泌尿系彩超、小便常规等检查报告。已行病理检查的患者，请携带病理报告。

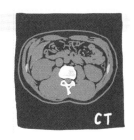

22. 神经外科

携带影像检查胶片、纸质报告等检查报告。已行病理检查的患者，请携带病理报告。

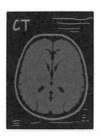

以上科室的诊前准备资料仅供患者参考，具体资料还需参照实际就诊医院及医生的相关要求。

第三节
检查有技巧，准备不能少

随着医学技术的发展，检查设备精准率的提高，疾病的检出率也越来越高。

为了帮助患者朋友们更好地配合和完成检查，我们整理了部分检查相关的科普知识供大家参考。

一、检查注意事项

1. 血液检查

☞ **采血前应注意的事项**

（1）采血前3天宜清淡饮食，不要吃过于油腻，蛋白、脂肪含量高的食物，避免大量饮酒，保持日常生活规律。

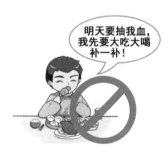

（2）采血当天请穿着衣袖宽松的衣服。衣袖太紧容易导致采血后出现瘀青或血肿。

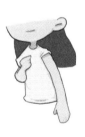

（3）采血时心情放松，避免出现采血困难或晕厥的情况。

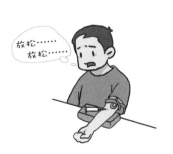

• 哪些采血需要空腹？

空腹采血一般要求在采血前一天22点以后禁食禁饮，直到第二天采血前。

需要空腹的检查有肝肾功能、血脂、血糖、电解质、糖耐量试验、免疫相关检查（免疫球蛋白、类风湿因子、抗核抗体）等。

• 哪些采血不需要空腹？

临床常见的血常规、甲状腺激素、肿瘤标记物、糖化血红蛋白、乙肝两对半定量、乙肝病毒DNA实时荧光定量检测等是不需要空腹的。

• 其他还有哪些注意事项？

虽然有的血液检查要求空腹，但慢性病服药的患者却不宜贸然停药。如高血压患者每日清晨口服降压药，是保持血压稳定所必需的，贸然停药或推迟服药会引起血压异常波动，增加心血管意外的风险。而且服用少量降压药对常规血液化验的影响是轻微的，可以忽略不

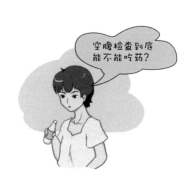

计。所以高血压患者可以在服完降压药后再采血。对其他慢性病患者，也是如此，不可因采血检查影响慢性疾病的常规治疗。如有特殊的血液检查项目需停药，请遵医嘱执行。

另外，如果有下面这些情况，一定要在采血前告知护士：

（1）乳腺癌术后；

（2）血液液透析后；

（3）行增强磁共振（MRI)或增强CT检查后；

（4）十天以内有输血史；

（5）造瘘术后；

（6）手臂受伤或疼痛。

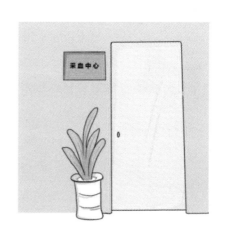

☞ 采血后的注意事项

（1）采血后，应伸直手臂，用无菌干棉签按压针孔部位3~5分钟。每个人的凝血功能略有差异，所以应注意按压时间充分。

（2）采血后24小时内不能揉搓、热敷采血处，以免造成局部皮下

血肿。如果出现小片瘀青，轻微触痛，不要慌张，建议24小时后用温热毛巾湿敷，促进瘀血吸收。一般少量瘀血会在3~5天内逐渐吸收，恢复正常。

（3）若出现头晕、眼花、脸色苍白、乏力等现象，应立即通知医务人员协助患者平卧，饮入温水，低血糖者进食糖水能帮助缓解症状。必要时及时联系急诊医生前往救治。

（4）采血后24小时内应尽量保持穿刺侧手臂的清洁卫生，不能过于用力，不宜淋浴、桑拿或游泳。

2. 大小便常规检查

☞ 留取小便标本

留取前宜用温水清洗外阴，或者用消毒湿纸巾擦拭外阴。女性应避免月经期。留取的尿液以晨尿为宜，先排少许尿液，再留取中段尿。留取尿液量请根据所检项目的要求。例如普通尿常规留取20 mL左右中段尿即可；留取24小时尿液标本时应在早上8点将尿液排空，8点以后至次晨8点，24小时内每次排尿全部保留在干净的容器里；次晨8点也应主动排尿，计入总量。

留取尿标本时还应根据不同检查项目选取不同标本收集容器，如尿常规检查一般用一次性尿杯留取尿液，24小时尿蛋白定量需用3 L以上的清洁容器收集，尿培养需用无菌尿杯留取尿液。

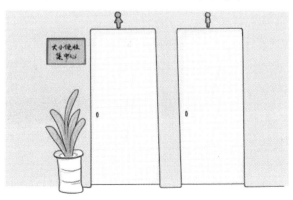

☞ 留取大便标本

（1）取一平勺大便，装入取样管中。

（2）尽量选择新鲜的或肉眼可见有异常（如血液、脓液、黏液等）的大便部分。

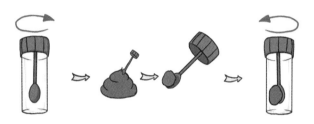

（3）标本中不可混有尿液、水或其他异物，不可从尿壶或便盆中采集粪便标本。婴幼儿患者，不可从尿布上取粪便标本。

（4）采集标本后，直接装入不吸水的取样盒内，并立即送检。

（5）隐血试验时应素食3天，并禁服铁剂及维生素C，否则易出现假阳性，必要时连续送检3天。

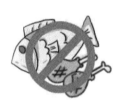

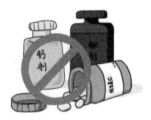

3. 彩超检查

（1）检查时宜穿着上下分体的宽松衣服，避免穿着连体衣、连衣裙等。若患者还需进行肠道、胆道X线造影以及胃镜检查，超声检查应在X线造影或胃镜前，或上述检查3天后再进行超声检查。如行超声造影，有造影剂过敏史者，应提前告知医生。

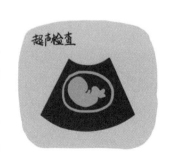

（2）需空腹的彩超检查：腹部彩超（肝、胆、胰、脾、双肾）。

检查前空腹8小时以上，前一天晚上应清淡饮食，禁食牛奶、豆制品、糖类等容易发酵产气的食品，以减少胃肠道的食物和气体的干扰。

（3）需膀胱充盈的彩超检查：泌尿系彩超、妇科彩超。

检查前2小时饮水1 000 mL左右，能更好地保证膀胱充盈，以便更好地显示出检查器官的形态，有助于疾病诊断。

（4）需避开月经期的彩超检查：阴道彩超。

4. 影像检查

☞ **检查前的准备**

（1）部分影像学检查需要空腹，如上消化道钡餐、PET/CT。

（2）除去异物：检查前要除去拍摄部位的一切异物。比如，活动义齿、首饰、带钢圈的胸罩及手机等金属物，防止异物形成的伪影干扰影像学检查结果。

（3）检查前，如果护士建立了留置针静脉通道，应注意保护注射部位，切勿用力或触及其他物品，更不可随意自行拔取。

（4）如实向医生反映自己的病史，如是否有甲亢、肾功能不全等疾病；是否有过敏史，包括药物过敏史、碘过敏史等。

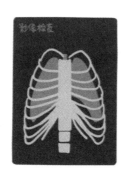

（5）如果有心脏起搏器、人工心脏瓣膜、血管支架、食管支架、眼球异物、动脉瘤夹等，应在检查前如实告知医生。

☞ **检查中的配合**

（1）进行CT或MRI检查时，会进入密闭的检查空间，不要紧张，保持平静呼吸。

（2）不配合的患者（镇静后的患者）、幽闭症患者及婴幼儿可由家属陪同检查，以保证患者安全。

（3）拍摄胸片时，医生会要求吸气、屏气。吸气的目的是为了让肺部被气体充盈，形成良好的对比，屏气是为了避免呼吸动作产生模糊伪影。

（4）增强CT和MRI会在检查中注入造影剂，个别患者可能会出现发冷、发热、发麻等现象，一般会自行缓解。如症状加重、出现注射部位剧烈疼痛，或者心悸、气紧等不良反应时，请立即挥手示意医生。

（5）肢体检查的患者应该在检查前主动配合医生核实检查部位。

☞ **检查后的注意事项**

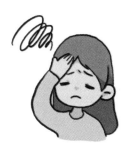

（1）离开检查床时，动作宜慢，防止因体位突然改变引起头晕不适、坠床、跌倒等意外事件的发生。

（2）做X线造影或CT、MRI增强扫描后，应在指定区域休息一定时间，休息过程中如有任何不适请及时告知护士。观察无不良反应，经医生许可后方可离开。

（3）增强CT或MRI检查结束回到家中，可以更换衣服，去除放射性污染；病情允许的情况下，多喝水，加速造影剂排出体外。

---

5. 胃肠镜检查

☞ **胃镜检查**

（1）检查前一日进食清淡易消化的食物；上午行胃镜检查的患者当日早晨禁食禁饮，高血压患者检查前3小时可服用降压药，建议不服用其他药物，保持空腹状态；下午行胃镜检查的患者，当日晨起8点前可饮少量流质，8点后禁饮禁食。

（2）胃镜检查方式的选择：目前很多医院都有普通胃镜和无痛胃

镜两种。普通胃镜检查前，需含服一定时间的麻药，以确保麻药发挥最大作用；无痛胃镜需要在检查前进行麻醉风险评估，具体要求以实际就诊医院为准。

（3）胃镜检查一般要求家属陪同，检查前需签署检查同意书；如有既往检查结果，建议携带以便医生参考。

（4）如需同一天进行胃镜和腹部彩超检查，请先行腹部彩超，再行胃镜检查。

（5）检查结束后30分钟，可进低温流质饮食；若行病理活检者2小时后方可进食低温流质饮食。

🖙 肠镜检查

（1）检查前3天宜进食清淡易消化的低纤维食物。

（2）肠镜检查方式的选择：目前很多医院都有普通肠镜和无痛肠镜两种，无痛肠镜需要在检查前进行麻醉风险评估，具体要求以实际就诊医院为准。

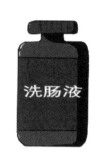

（3）肠镜检查前需到医院指定地点领取洗肠液，做肠道的相关准备。

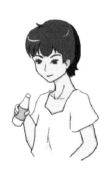

（4）上午行肠镜检查的患者，检查前一日晚上8点后应禁食，清晨4点将45 mL洗肠液加温开水800 mL混匀，半小时内服完，5点按上述方法再重复一次，腹泻至清水，6点后禁饮禁食，禁服任何药物；下午行肠镜检查的患者，检查当日禁食，上午8点和9点分别口服洗肠液，方法同上，10点后禁饮禁食。

（5）有急、慢性盆腔疾病者及既往腹部、盆腔手术史者请于术前告知检查医生，检查时请携带相关资料以备参考。

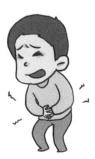

（6）检查结束后，如无腹痛可进食；如有腹痛、便血，不宜过多行走或剧烈运动，可向医生或护士咨询处理意见。

6. 心电图、心脏彩超、动态血压检查

心电图

心电图是检查心脏电活动的情况，比如心律不齐、早搏（期前收缩），以及急性心肌梗死都可以通过心电图反映出来。如果患者出现心慌、胸闷、胸痛等症状，应及时在就近医院进行检查，以便捕捉疾病发生时的心电图。

（1）检查前建议穿着宽松衣服，女性应避免穿连衣裙，避免剧烈运动。

（2）心电图检查方式的选择：目前很多医院都有常规心电图和动态心电图，具体选择请遵医嘱。

（3）常规心电图：检查时，需脱掉上衣（包括女性内衣）。平稳呼吸，尽量放松，尽量不讲话或移动体位。

动态心电图：又称为Holter。与普通心电图相比，动态心电图可以在24小时内连续记录心脏的心电信号。检查时需要在患者的胸前贴上电极片，局部皮肤应保持清洁干燥，无感染，无破损；检查期间不能洗澡，同时避免液体进入仪器内；佩戴仪器后，日常起居与佩戴前一样，可以做适量运动，但要避免全身和双上肢的剧烈活动。

心脏彩超

心脏彩超能动态显示心腔内结构、心脏搏动和血液流动等情况。随着检查探头的移动，可以显示心脏的各部分结构，了解心脏的形态及功能。目前很多心脏疾病的诊断及发现都依赖于心脏超声的检查。

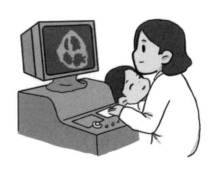

动态血压

由于动态血压能连续24小时昼夜自动定时测量并记录患者的血压数值。因此，临床上，为了更好地了解患者的血压情况，医生会考虑通过动态血压监测来了解血压的波动情况，更好地帮助高血压的诊

断，有针对性地使用药物；对于使用降压药物的患者来说，还可以了解高血压的治疗情况。

· 那么在动态血压监测的时候，有哪些注意事项呢？

（1）始终保持袖带的位置在肘窝上2 cm左右，袖带松紧适宜（以能放入2指为宜）。如果在监测过程中袖带松动或位置发生改变，需要自己及时进行调整。

（2）动态血压监测仪由自动化程序控制，会定时或不定时的测量血压。当袖带开始充气时，需停止正在进行的动作和讲话，保持手臂自然下垂。

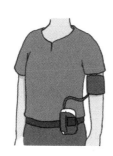

（3）监测期间，不可随意脱卸袖带，监测结束后应在专业人员的指导下脱卸仪器。

（4）监测期间按照正常的作息规律，必要时做好监测日记，比如记录下可能影响血压的情况，如起床、睡眠、服用降压药物的时间，以及不适症状出现和持续的时间等内容。

（5）监测期间，应注意保护仪器，防止磕碰，避免接触液体。

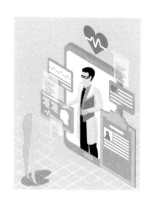

第三章 **诊中：有效配合，顺利就诊**

充足的诊前准备是高效就诊的第一步，

那诊中环节又有哪些注意事项呢？

如何让医生准确、全面、及时地获取有效

信息？

如何顺利高效就诊？

下面的攻略送给您！

第一节
看病到医院，防护保康健

在医院这个特殊的环境里，应该特别注意个人卫生和自我防护，避免不必要的交叉感染。

一、手卫生

日常生活中，我们的双手不可避免地会接触到一些公共物品，比如电梯按钮、楼梯扶手、门把手等，而这些物品表面可能就潜藏着病毒或细菌。

病毒或细菌可能会通过眼睛、鼻子、嘴巴等黏膜部位感染人体，如果不注意手卫生，我们的双手就有可能把病毒或细菌"送"进体内。

因此，彻底的洗手可以有效地降低感染的发生。但是要想达到预防疾病的目的，仅仅将手放在水龙头下简单冲一冲是达不到要求的。这里所说的洗手，是指按照手卫生标准步骤进行的洗手，以达到预防疾病的目的。

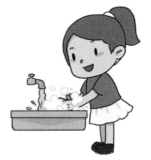

1. 手卫生的目的与意义

手卫生可以有效地预防和控制病原体的传播，是保障个人健康最重要、最简单、最有效、最经济的措施。

2. 手卫生的方法和步骤

掌心搓掌心　　手指交错　　手指交错　　两手互握
　　　　　　掌心搓手背　掌心搓掌心　互擦手背
　　　　　　两手互换

拇指在掌中转动　指尖摩擦掌心　一手旋转揉搓
两手互换　　　　两手互换　　　另一手的腕部、前臂，
　　　　　　　　　　　　　　　直至肘部，交替进行

注意

以上每一步揉搓时间均不少于15秒。

3. 洗手的时机

洗手的时机一定要掌握好，简单来说就是"两前""三后"要洗手。

"两前"指接触食物前和接触自己眼、鼻、口前。

"三后"指如厕后、接触被粪便或被可疑污染物污染的物品后、用手捂住打喷嚏或咳嗽后、触摸公共场合的电梯按钮、扶手、门把手后等。

4. 注意事项

（1）洗完手后应该使用干净的纸巾或使用烘干机，不能直接在衣

服上擦手。

（2）在公共场合最好使用感应式或脚踏式的水龙头；如果只有手拧的水龙头，建议在洗手后用干净的纸巾包裹住水龙头关水。

（3）使用含酒精成分的免洗洗手液，要注意在开瓶后使用的有效期内使用，而且有洗手条件的时候最好采用洗手的方式，免洗洗手液不能完全代替洗手。

（4）戴手套不能取代洗手，因为手套不能完全隔离手部细菌。而且戴手套前、脱手套后都需要洗手，以减少手部污染造成的接触传播。

二、口罩

首先，让我们来认识一下各类口罩，了解下口罩的正确佩戴方法。

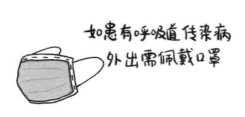
如患有呼吸道传染病外出需佩戴口罩

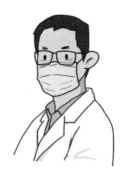

1. 口罩的种类

目前口罩的种类有医用口罩、医用外科口罩、N95口罩、活性炭口罩、防尘口罩、棉布口罩等。不同种类的口罩，其作用也是不同的，我们要根据个人的需求，选择购买合适的口罩。需要提醒的是，作为医用防护的口罩不应带有呼吸阀。

1）普通医用口罩

医用口罩分为两种，一种是无纺布制成的一次性医用口罩，另一种是纱布口罩。它们可阻挡外界细菌和病毒进入呼吸道，但效果不如医用外科口罩和N95口罩，适合日常防护，不宜在看病或探病时使用。

2）医用外科口罩

医用外科口罩是医务人员最常用的口罩，接触普通感染患者，如感冒、肺炎、普通手术操作等可以选择这类口罩。与普通医用口罩相比，医用外科口罩的密封性更好，适用于疫区、医院等人流密集的场所，建议就诊时使用。

3）N95口罩

N95是指过滤效率达到95％的口罩，分为工业防尘和医用防护两类。医用N95口罩对细菌、病毒的防护效果好。

从理论上来讲，口罩的防护越密闭，阻挡空气中的颗粒物效果就越好。但与此同时，口罩越密闭，呼吸就越困难。因此对于心血管疾病患者，佩戴此类密闭效果好的口罩，可能会因为缺氧，导致头晕和呼吸困难，选择时要谨慎。

> 防雾霾可以佩戴带有呼吸阀的口罩，但防止交叉感染不能使用带有呼吸阀的口罩哟！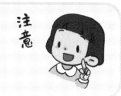

2. 正确的佩戴方法

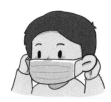

1.洗净双手戴口罩，有金属条的一端朝上

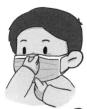

2.上下拉伸口罩，手指按压金属条，使之贴合鼻梁

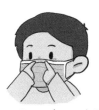

3.用手同脸两处挤压，让口罩贴合脸部

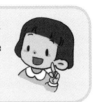

就诊过程中，建议全程规范佩戴口罩。

三、其他个人防护

除了手卫生、规范佩戴口罩，还有其他的个人防护需要注意，如喷嚏礼仪。

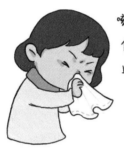

咳嗽或打喷嚏时
使用纸巾或手帕
遮蔽口、鼻部

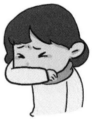

没有纸巾或手帕时
应用衣袖
遮盖口、鼻部

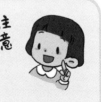

咳嗽或打喷嚏时
若用双手遮盖口鼻
应立即洗手

为了避免长时间候诊，减少交叉感染风险，建议分时段就诊，即按照挂号预约的时间到达医院；候诊时，与他人保持一米以上的安全距离；如果乘坐厢式电梯时，建议分散乘坐，减少人群聚集；如非必须，尽量避免或减少触碰公共场合的物体表面，避免用手触摸眼、耳、口、鼻。

四、垃圾分类

随着人们生活水平的提高，环保意识的增强，大家越来越注意垃圾的分类回收。

垃圾首先分为生活垃圾和医疗废物。

1. 生活垃圾

对于医疗机构中产生的生活垃圾，在国家《关于在医疗机构推进生活垃圾分类管理的通知》中有明确要求。

医疗机构内产生的生活垃圾按照属性分为有害垃圾、易腐垃圾、可回收物和其他垃圾四类。门诊中比较常见的，如剩饭菜、果皮、食品包装袋、使用后的卫生纸、塑料袋、药品外包装盒等，都应统一放入黑色垃圾袋，由院内保洁人员转运至垃圾回收中心。

特别需要强调的是，严禁将医疗废物混入生活垃圾。

2. 医疗废物

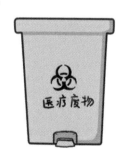

按照医疗废物管理条例及医疗废物管理办法的有关规定，医用垃圾需要使用双层黄色垃圾袋，打包后放入专用垃圾桶。

门诊中比较常见的医疗废物，如使用后的敷料、绷带、棉球、棉签、纱条等，都应放入黄色垃圾袋，由专人送到固定地点统一处理。

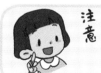

注意 口罩作为医疗防护用品，不能作为生活垃圾随意丢弃，应注意正确的口罩丢弃方法。

使用后的口罩表面可能吸附有细菌和病毒，它们吸附在口罩的外表面；也可能因为使用者本身携带细菌、病毒，通过呼气，吸附在口罩的内表面。总之，使用过的口罩存在一定的感染风险。因此，我们需要了解正确的口罩丢弃方法。

如果在医疗机构，应将口罩直接投入医疗废物垃圾桶中。

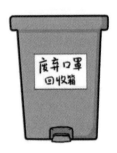

如果在日常生活中，应先将废弃口罩单独放在塑料袋等密封袋里，再投放到不可回收垃圾桶内；如果附近有专门放置废弃口罩的垃圾桶，应丢弃到指定的专用垃圾桶内。

第二节
沟通配合好，看病效果好

良好的治疗效果不仅仅取决于医生，很大程度上也与患者的配合、医患之间的沟通息息相关。

表达清楚自己的症状，听清楚医生的交代，才能保证看病的效果。

如何配合医生？如何与医生有效沟通？我们又来支招啦！

一、穿着和仪表

1. 尽量不要化妆，方便医生及时判断

面部气色和唇色是医生判断疾病的一部分依据，看病时尽量不要化妆，以免掩盖了某些疾病的征兆。

最原始的才是医生最需要的！

例如：贫血患者，医生可以从面色苍白、唇无血色、甲床发白等外在表现发现疾病的征兆，如果化了妆，胭脂、口红、美甲会很大程度地掩盖病情，错失最佳的诊疗时间。

还有一些疾病能发出特殊的气味，如慢性或重症肝病的肝臭味、糖尿病酮症酸中毒的烂苹果味、急性铅中毒的金属味、有机磷中毒的大蒜味等，如果喷洒了浓烈的香水，疾病的气味混于香水气味之中，极易被医生忽略。

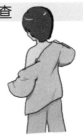

2. 穿着容易穿脱的衣服，方便医生进行体格检查

特别是冬天，应穿着袖子方便卷起、衣领方便解开的宽松衣服，避免穿着过厚、过紧的衣服影响医生检查。

二、简明扼要阐述病情

（1）用简明扼要的语言向医生讲述与本次就诊相关的病史。

（2）与病史无关的其他家常无须叙述。

（3）准确回答医生询问的问题，而不是自顾自说。

三、如实告知医生病史

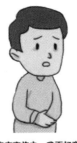

我有癫痫家族史，我不好意思说，我还是不说吧！

（1）现病史：比如什么时候出现了什么症状、症状持续时间、有无相关诱因、有无相关加重或缓解因素等。

（2）既往病史：比如既往有无类似症状出现、之前生过什么病、吃过什么药、有无相关疾病的家族史、对什么过敏等，都应毫无保留地如实告诉医生。

（3）准确描述症状，而不是自我诊断。

（4）不能为了引起医生的重视，随意夸大自己的症状。

四、思路跟着医生走

与医生沟通时，应避免思考其他与就诊无关的事情。思路随时跟着医生走，特别是当医生交代后续治疗方案时，应耐心倾听；如有疑问，可在结束后再提出问题。

不要随意打断医生或固执己见不听取医生建议。

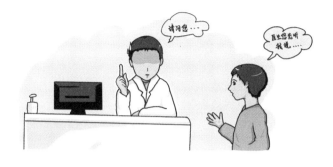

五、主动提问，有效沟通

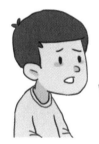

有些患者朋友可能是因为紧张，就诊过程中常常忘记自己本来想要咨询的问题，等到看诊结束离开后，甚至回到家才想起来……

俗话说"好记性不如烂笔头"！为了医患沟通更加充分、有效，建议提前准备好问题清单，就诊时主动提问。

例如：

· 我的症状考虑是什么情况？

· 这几种治疗方案的利与弊？

· 这个药应该怎么吃？怎么观察治疗效果？

· 日常生活中需要注意什么？

医生每天要看诊很多患者，如何在有限的时间内高效沟通呢？还得注意抓重点谈，语言尽量精练、病史尽量全面，想好、准备好，沟通时表达清楚，相信医生也一定会给您同样清楚的解释。

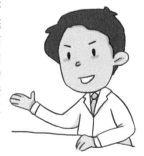

第三节
诊室故事多，听我说一说

前面已经讲了很多关于看病就诊的攻略，
现在聊一聊诊断室里发生的故事，
希望给您更多的启发。

"他们说"！

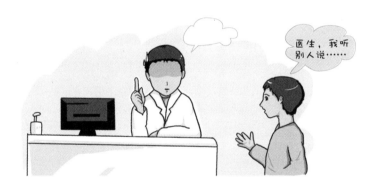

在诊断室里，常有一类神秘人物，你从来没有见过，但却经常听到，这类人物叫"他们"。医生问"他们"是谁时，患者口中的"他们"身份各异，有的是之前看过病的朋友，有的是在外面候诊时旁边的患者，有的是在网上查询得来……总之，你看不到"他们"，"他们"却深深地影响着有些人对于疾病的认识。

很多的"他们"没有学医背景，但"他们"的一句话可能只需要一两分钟，就在患者心里根深蒂固，但医生为了改变患者对疾病的错误认知，往往会耗费很长时间去解释。有些患者将信将疑，有些患者则完全不信。

既然来到了医院，就应该信任医院和医生，相信医生的解释，不要再去听"他们说"了。

"医生，这个到底是为什么？"

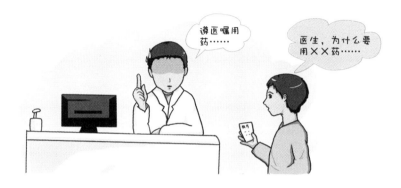

本着对自己健康负责的态度，仔细了解与诊疗相关的情况是应该的。但患者朋友们多数不具备医学基础知识，要在短时间内完全弄清楚诊疗的原理是很难的。

看病的根本目的是及时解决健康问题，所以当医生从专业的角度予以疾病解释或诊疗建议后，不用太纠结，更不要带着网上搜索的内容来向医生追根究底。

疾病的研究交给医生，健康的生活还给自己。

"医生，打断你一下，我又想起一个问题。"

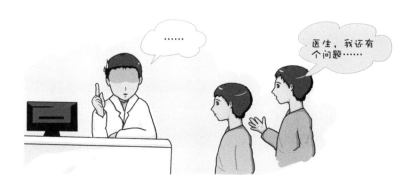

很多患者朋友可能在看病时见到医生有些紧张，就诊时匆匆问了几个问题，离开诊室后又想起还有问题没有问，于是多次往返诊室询问医生。

其实医生很理解，好不容易挂到号，想一次得到医生最详尽的解释。但很多患者看病前没有相应的准备，一到医院就各种慌乱，反复进入诊室，这样会干扰医生的思路，也会影响其他患者就诊。建议就诊前把想要问的问题写下来，看病时有条不紊，清晰明了。

"让我想想我吃的啥子药嘛？"

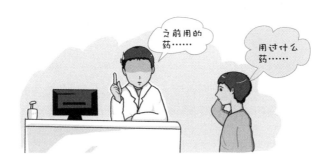

医生看病时，总会询问患者有没有在吃什么药。每当问及此类问题时，患者的情况都各有不同。有的患者或家属会拿出一个小本子，详细记录着用药经过，包括药名、用法、服用时间，用药后的不适症状，中间更换药物的情况记录等；有的患者会拿出一堆小卡片，是药盒上剪下来的药名，并在后面清楚注明用药剂量和时间。而有的患者则是在医生询问时，才临时回忆服用过哪些药物，而且可能怎么也想不起来，甚至回答错误药名……

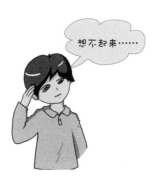

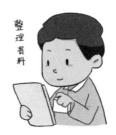

所以，大家可以试试这样做：每次看病前，将自己的既往用药情况整理一下，既往的病历、检查资料、出院证明等一并带上。这样既能让医生快速

全面地了解病史、用药情况，又能让自己就诊更顺利、高效。

"医生，他这个病是这个样子的……"

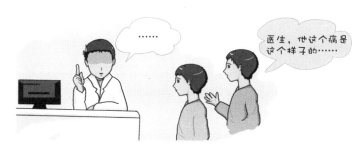

很多患者来看病，往往会有家属陪同。医生询问病史时，有些患者一言不发，家属在一旁代诉病情；有些是患者一说话就被家属打断，不让患者陈述病史。

家属可能出于对患者的关心，想要把自己了解的情况告诉医生，方便医生诊断。但既然是患者生病来就诊，就应该让患者作为沟通的主体与医生交流，描述生病时的不适症状和可能的诱发因素，为医生提供诊断依据。家属千万不要急、不要慌，要相信患者能够表述清楚。如果患者表述确有遗漏，再作补充。

"医生，我不想做任何检查，你根据我的症状判断我得了什么病呢？"

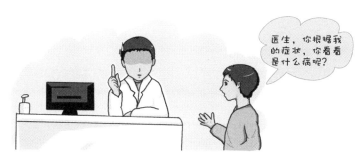

有些患者不愿意配合做任何检查，描述一两句症状后就急切地让

医生判断得了什么病。

　　看病是一个严谨的过程，中医讲究"望、闻、问、切"，西医也需要根据症状描述、体格检查以及必要的仪器检查来综合判断，不是随便看一眼、听一下就能准确判断的。

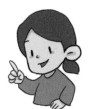

　　所以，要想尽快明确诊断，得到最佳治疗方案，一定要向医生详细陈述绍自己的病情，按照医生开具的医嘱完成相关检查。信任与配合是前提！

"医生，刚刚有个情况我没说。"

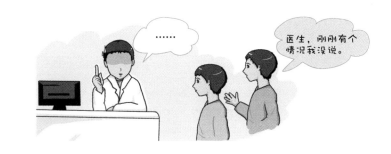

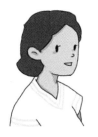

如实回答

　　医生在看病时，为了诊断疾病，往往会询问患者的既往病史、治疗情况、用药史、家族史等，但有些患者却因为个人原因没有如实告知。

　　要想获得准确、有效的诊疗建议，应该主动如实回答医生的询问，不要隐瞒病情。放心，对个人隐私医生是会保密的！

"医生，我好担心、好紧张，脑袋一片空白。"

有些患者可能由于对疾病的担心，也可能是见到医生紧张，看病过程中思绪完全没有跟着医生走。医生看完病，给出治疗建议、详细解释后，患者却一脸茫然……

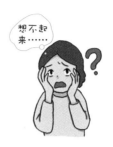

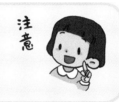

我们看病时，思绪一定跟着医生走，听清楚医生的交代和解释。

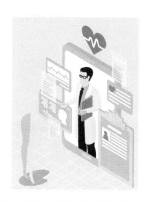

第四章

诊后：
遵从医嘱，早日康复

我们说完了诊前准备、诊中配合。

接下来，我们要说说诊后的事情了。

相信下面的内容可以帮助到您，

助您早日康复！

第一节
诊后还有事情做，听我讲讲不弄错

看诊后的注意事项有哪些呢？

一、仔细阅读导诊单和缴费单

仔细查看导诊单上的信息：

（1）缴费的地址和方式。

（2）检查是否需要预约及相应地址。

（3）取药地址和具体窗口。

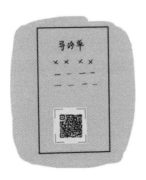
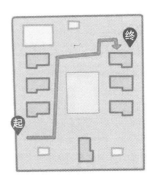

二、如需入院，请仔细阅读入院须知，并按要求准备

（1）入院证、门诊病历及相关的历次检查结果、既往病史资料。

（2）就诊卡、社保卡、身份证、银行卡等卡证。

（3）日常生活用品和衣物。

（4）入院前检查：完善入院前的相关检查。

不同医院可能有所差别，具体按照就诊医院的要求准备。

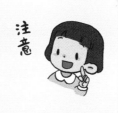

目前，国家基本医保跨省异地就医直接结算工作已逐步扩展到多个省、市、地区，因此，异地患者入院前，可提前咨询参保地医保局的相关要求和办理手续。

三、认真整理医生交代的注意事项

看诊结束，要认真整理医生交代的内容，并严格遵守。主要有以下几点：

（1）服药的注意事项。

（2）生活作息及饮食的注意事项。

（3）门诊复查时间、复查项目及相关流程。

（4）病情变化时的处理。

第二节
遵医行为是法宝，安全用药不能少

就诊结束，患者朋友们就需要按照医生的诊疗建议，进行积极的生活方式调适。

如何遵医嘱？

如何避免不正确的用药方法？

下面我们具体来谈一谈。

一、遵医行为

患者遵从医生开具的医嘱进行检查、治疗疾病、预防疾病的行为，我们称之为"遵医行为"。简单地说，就是患者行为符合医嘱的程度。

治疗过程中，患者的遵医行为直接关系到疾病及其并发症的发生发展、控制和预防。良好的遵医行为是影响治疗效果和疾病转归的重要因素。

所以，只有积极配合医务人员，严格遵照医嘱，才能尽早康复，否则，无论医生技术多么高超、医院设施多么先进，也很难达到预期的治疗效果。

二、遵医行为的影响因素

1. 与患者对医生的信任度和满意度有关

医生的服务质量和服务态度会直接影响患者对医生信任和尊重

的程度，也会影响患者对医生的治疗方案、诊疗建议等医嘱的遵守程度。

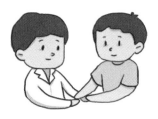

2. 与疾病性质、严重程度及患者的就医方式有关

慢性病患者和轻症患者不遵守医嘱的情况较多；急性病患者、重症患者和住院患者遵医程度较好。

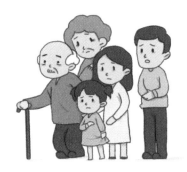

3. 与患者的主观意愿和医生治疗措施的吻合程度有关

例如，患者希望中医中药治疗，而医生开具的是西药；患者希望做康复理疗，而医师却建议打针、吃药等类似情况。当两者发生矛盾或出现差异时，不遵医行为的发生概率就会增高。

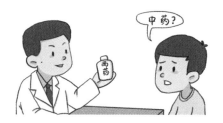

4. 与患者对医嘱内容的理解和治疗方式的操作复杂程度有关

因服用的药物较多、方法复杂，对于医嘱的理解偏差，可导致遵医行为的下降。多见于老年人、文化水平偏低者。

5. 与患者治疗态度和信念坚定程度有关

患者对健康的认知直接影响遵医行为的好坏。当患者主观感受到某种疾病可能会给他带来极高的危害时，其遵医行为相对较好。反之，病情较轻的患者，往往以自我感觉作为判断病情的标准，遵医行为相对较差。

三、安全用药

1. 用药期间注意事项

（1）高血压患者在接受降压药物治疗的同时，需要限制食盐的摄入，钠摄入过多可加重高血压。

（2）糖尿病患者在接受降糖药物治疗的同时，应控制含糖食物的摄入量，多吃蔬菜，少吃淀粉含量多的主食和油炸的高热量食物，如果不控制饮食，会导致血糖控制不佳。

（3）对于服用甲硝唑、呋喃唑酮、头孢呋辛酯等抗生素的患者，必须忌酒或忌食含有酒精的食物，否则容易出现恶心、胸闷、呼吸困难，甚至死亡。

（4）接受奥美拉唑或埃索美拉唑治疗的胃–食管疾病患者，应该避免饮酒，食用巧克力、肥肉、辛辣食物，以免加重胃内容物反流。

2. 用药的不良习惯

☞ 躺着服药

躺着服药，水或药物容易误吸入气管引发呛咳，严重时可导致吸入性肺炎。

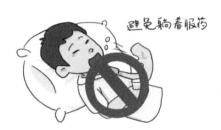

正确的服药姿势：坐位或站立，如果不能完全坐起，可在服药时抬高上半身。

☞ 干吞药片或胶囊

干吞药片或胶囊时，容易黏附在食管黏膜上，刺激损伤食管黏膜，严重者可造成溃疡；还可能因为没有足够的水来溶解，药物在体内的分解吸收受阻，影响疗效。

正确的服药方法：按照药品说明书的要求服用。如分散片和泡腾片，可以先加适量的水，让药片分解后服用；普通药片可以直接用足量温水送服；咀嚼片则要求在口腔内咀嚼后吞服。

☞ 药物掰开或研碎后服用

不是所有的药物都可以掰开或研碎服用，具体应参照用药说明，否则有可能引发危险。以下药物是不能掰开或研碎服用的。

（1）控释制剂：如硝苯地平缓释片，需要整颗服用，在体内缓慢匀速地释放，才能达到平稳控制血压的作用。如果掰开或研碎，药物迅速释放，会造成严重的低血压和反射性心动过速。

（2）肠溶衣：有些药物的外面包裹了肠溶衣，如阿司匹林肠溶片和奥美拉唑肠溶片。肠溶衣的作用既可以保护胃部不受药物刺激，也可以保护药物不在胃的酸性环境中溶解，只有在肠道的碱性环境中进行分解，药物才能释放。如果掰开、研碎或打开肠溶衣胶囊直接服用药物，药物就失去了在肠道中"定位释放"的功能。

（3）糖衣与胶囊：有些药物有让人不适的气味或味道，如复方α–酮酸片、黄连素片等，用糖衣或胶囊包裹后可以掩盖其不良味道。如果掰开、研碎或打开胶囊服用，不适味道很容易影响用药体验，降低服药的依从性。

因此，药物能不能掰开、研碎和咀嚼服用，取决于药品的剂型。

☞ 用饮料送服药物

为用药安全起见，不推荐用饮料送服药物。

（1）如果用牛奶送服左氧氟沙星，牛奶中的钙可以和左氧氟沙星发生络合反应，形成不能吸收的物质，影响疗效。

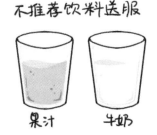

（2）如果用果汁送服药物，果汁（如石榴汁、橙汁、西柚汁）中的成分会抑制肠道和肝脏中某些酶对药物的代谢，导致药物吸收过多、浓度升高，造成药物中毒或副作用增加。

（3）如果用茶水、咖啡送服氟伏沙明、依诺沙星或茶碱缓释片，因茶水、咖啡中含有大量的茶碱和咖啡因，可导致严重的中枢兴奋作用。

所以，这里要划重点，敲黑板：正确的服药方式是用温开水送服药物。

3. 常见用药的错误观念

☞ 凭主观经验用药

有不少患者朋友往往会在家中自备一些常用药品，遇到头痛、发热时，倾向按照以往的经验、习惯自行服用药物，而且症状发生变化时随意增减药品用量，或者频繁更换药物，甚至为了尽快缓解不适症状，增加药效，擅自将几种药物联合服用。

这种按照个人主观经验服药的习惯，不仅会贻误病情，错过及时的治疗，还可能会损伤肝肾功能，对大脑、心脏产生毒副作用，严重者将危及生命。

☞ 滥用药物

主要有四类药物容易发生滥用的现象：

（1）抗生素药物

很多患者朋友在未明确病因或致病菌的情况下，随意服用抗生素，或者长期联合使用多种抗生素，或者盲目对抗生素求新求贵。要知道抗生素的滥用，不仅会给人体正常菌群带来不必要的伤害，也使细菌的耐药性增加，抗感染治疗更加困难。

（2）解热镇痛类药物

不少患者朋友出现发热、疼痛时，在没有明确病因之前，就自行服用解热镇痛药物。这样做既没有达到治疗疾病的目的，反而因为擅自用药，打乱了疾病发热规律，掩盖了疼痛部位，从而导致疾病误诊、漏诊。

（3）安眠类药物

有些患者朋友由于工作压力大出现失眠，需要药物帮助睡眠。但安眠药物的种类很多，作用机制也不尽相同，应在专科医师的指导下用药。而且服药过程中，不能盲目追求助眠效果而擅自加大药量。过量服用安眠药，会对身体造成伤害。

（4）维生素类药物

部分患者朋友特别是老年人，把维生素看作补药，在没有明确自己体内是否缺乏维生素、缺乏何种维生素的情况下，自行随意服用。却不知维生素过量也可引起呕吐、腹痛、腹泻、便秘、皮肤瘙痒等不适症状，对身体造成伤害。

☞ 迷信民间偏方、新药、贵药、进口药

有些患者朋友迷信偏方治大病，相信偏方具有神奇的力量，能够治愈疾病。其实很多民间偏方、家传秘方至今尚无科学依据，无法治

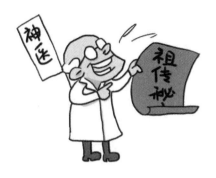

愈疾病，还有可能引起严重的副作用。

还有些患者朋友认为，但凡新药、贵药、进口药，其治疗效果就一定立竿见影，药到病除。在诊断未明确的时候，就点名要求医生开药或者自行购买。

这里需要说明的是，药不是越贵越好，也不是越新越好！更不是只有进口的才好！

👉 看广告用药

目前药品市场竞争激烈，各种各样的药品广告无处不在。于是一些患者朋友觉得去医院麻烦，选择看广告吃药。要知道，有些药品广告只是片面地介绍其有效性，对药品可能产生的不良反应却未能提及。需要时刻谨记——遵医嘱服药，安全用药。

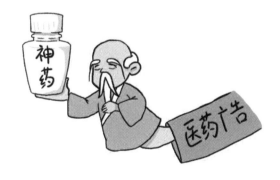

第三节
要想诊后疗效好,各类疾病听指导

诊疗效果除了与治疗方案有关，与生活方式、饮食起居的调整也有很大关系。

我们整理了一些常见疾病的健康指导，希望能给您一些帮助。

一、呼吸内科

1. 上呼吸道感染

（1）多饮水，多休息，保暖、防止受凉；保持室内清洁，适当通风、维持适宜的温度；可佩戴口罩；避免人群聚集的地方。

（2）清淡饮食，避免进食辛辣、油腻食物，选择易消化的流质饮食，如菜汤、稀粥、蛋汤，多食富含维生素C、维生素E及红色食物，如西红柿、苹果、葡萄、枣、草莓、甜菜、橘子、西瓜、牛奶、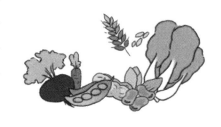
鸡蛋等。疾病好转后可适当增加营养，加强锻炼。

（3）戒烟，遵医嘱按时用药，注意呼吸道症状的变化，监测体温。

（4）增强免疫力，预防感冒，每年可在当地疾控中心或社区医院接种流感、肺炎疫苗。

（5）门诊随访，如病情变化，及时就诊。

2. 细菌性肺炎

（1）多饮水，多休息，保暖、防止受凉；保持室内清洁，适当通风、维持适宜的温度；可佩戴口罩；避免人群聚集的地方。

（2）食用易消化、富含蛋白质、维生素的食物。

（3）增强体质及免疫力，预防并积极治疗上呼吸道感染。避免过度劳累、淋雨、受凉等。

（4）戒烟，遵医嘱按时用药，注意呼吸道症状的变化，监测体温。

（5）增强免疫力，预防感冒，每年可在当地疾控中心或社区医院接种流感、肺炎疫苗。

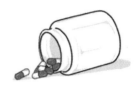

（6）门诊随访；如病情变化，及时就诊。

3. 气胸

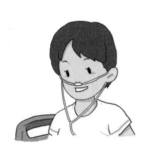

（1）绝对卧床休息，吸氧，尽量减少说话，以利于气体吸收和肺复张。

（2）饮食宜摄入高蛋白、高维生素食物，多进食新鲜蔬菜、水果。

（3）戒烟。

（4）门诊随访；如突发胸痛或呼吸困难，立即就近急诊就医。

4. 特发性肺间质纤维化

（1）戒烟，如有可疑职业病史，建议脱离暴露环境。

（2）使用激素或免疫抑制剂的患者，应注意预防感染、药物相关并发症等。

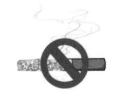

（3）增强免疫力，预防感冒，每年可在当地疾控中心或社区医院接种流感、肺炎疫苗。

（4）门诊随访，遵医嘱定期复查；如病情加重，及时就诊。

5. 哮喘

（1）避免接触可能的诱发因素；戒烟，远离二手烟；因职业、环境粉尘或刺激性气体所致，应脱离暴露环境。

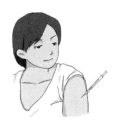

（2）增强免疫力，预防感冒，每年可在当地疾控中心或社区医院接种流感、肺炎疫苗。

（3）门诊随访；如病情加重或突发呼吸困难等，立即就近急诊就医。

6. 肺结核

（1）居家治疗的肺结核患者，应尽量与他人分室居住，保持居室通风，避免家人被感染。

（2）日常生活管理：注意咳嗽礼仪，佩戴口罩，不随地吐痰，尽量不去人群密集的公共场所。

（3）清淡饮食，避免进食刺激性食物，戒烟戒酒，避免劳累。

（4）定期复查，门诊随访；如病情加重，及时就诊。

7. 慢性阻塞性肺疾病

（1）戒烟，避免吸入不良气体（如二手烟、汽车尾气等）；因职业、环境粉尘、刺激性气体所致，应脱离暴露环境。

（2）长期家庭氧疗，对慢性阻塞性肺疾病并发慢性呼吸衰竭者可提高生活质量和生存率。

（3）增强免疫力，预防感冒，每年可在当地疾控中心或社区医院接种流感、肺炎疫苗。

（4）饮食宜清淡，少食多餐，多进食新鲜蔬菜、水果。

（5）门诊随访，定期复查；如病情加重或出现呼吸困难等，立即就近急诊就医。

8. 支气管扩张

（1）戒烟，多进食高蛋白、富含纤维素的食物，避免冰冷食物诱发咳嗽，少食多餐。

（2）支气管扩张是慢性肺部疾病，如有慢性咳嗽咳痰为正常现象，如短期内出现咳嗽频率增加、痰量增多、痰液转为脓性或咯血，建议尽快就医。

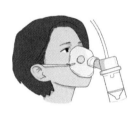

（3）清除过多的分泌物，依病变区域不同进行体位引流，并配合雾化吸入。有条件的可通过纤维支气管镜行局部灌洗。

（4）增强免疫力，预防感冒，每年可在当地疾控中心或社区医院接种流感、肺炎疫苗。

（5）注意保暖，预防呼吸道感染；避免刺激性气体吸入；饭前饭后清水漱口，保持口腔清洁；适当锻炼，增强抵抗力。

（6）门诊随访，定期复查；如病情加重或出现大咯血时，立即就近急诊就医。

二、心脏内科

1. 原发性高血压

（1）戒烟、忌酒，低盐饮食，养成良好的生活习惯。

（2）正确认识高血压属于慢性病，应长期按时服药，每日固定时间自行测量血压并记录。

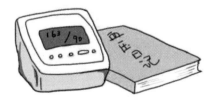

（3）门诊定期随访；血压波动明显或伴有严重不适，如头晕、头痛、恶心、呕吐等，及时就诊。

2. 冠状动脉粥样硬化性心脏病

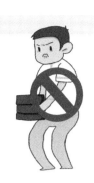

（1）戒烟、忌酒，低盐饮食。

（2）避免重体力劳动，保持规律的生活习惯，不宜过度紧张和情绪激动。

（3）门诊随访；如病情变化或症状加重，立即就近急诊就医。

3. 扩张性心肌病

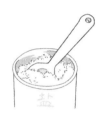

（1）低盐饮食，注意控制饮水量。

（2）避免重体力劳动，避免前往高海拔地区。

（3）增强免疫力，预防感冒，每年可在当地疾控中心或社区医院接种流感、肺炎疫苗。

（4）如自觉症状消除，仍需遵医嘱规范用药，不能自行停药。

（5）门诊随访，定期复查；如病情变化或出现水肿加重、夜间不能平卧等，及时就诊。

4. 心房颤动

（1）低盐饮食，避免劳累和激动，保持良好的生活习惯。

（2）增强免疫力，预防感冒；每年可在当地疾控中心或社区医院接种流感、肺炎疫苗。

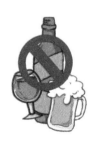

（3）门诊随访，定期复查；如突发肢体瘫痪、意识不清等，立即就近急诊就医。

5. 预激综合征、阵发性室上性心动过速

（1）如有心悸发作，及时就近就医并行心电图检查；发作时，可通过刺激迷走神经，终止症状发作，如Valsalva动作（深吸气后屏住

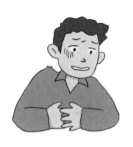

呼吸，再用力做呼气动作）或咽部刺激诱导恶心（用棉签或压舌板刺激咽部诱发恶心）。

（2）发作频繁、有心脏器质性改变者，可考虑做射频消融术。

（3）门诊随访；如出现心慌、心跳突然加快、胸闷、头晕时，立即就近急诊就医。

6. 房室传导阻滞、病窦综合征

（1）避免以下活动：驾驶车辆、从事高空及危险作业、悬崖边或河边独处等。

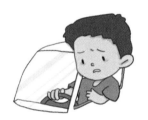

（2）低盐低脂、清淡易消化饮食，适当运动，避免劳累和激动，保持良好的生活习惯。

（3）门诊随访，定期复查；如出现黑矇、意识障碍等症状，立即就近急诊就医。

三、消化内科

1. 反流性食管炎

（1）避免不良饮食习惯，如喜食过烫、辛辣的食物，避免食用糯性食品、甜食、浓咖啡等。

（2）高龄、肥胖、长期吸烟、大量饮酒、长期单一饮食及精神压力大是反流性食管炎的高危因素。

（3）肥胖患者建议减轻体重，避免持重、弯腰、饭后立即平卧等动作，避免衣裤过紧；睡眠时抬高床头15厘米，睡前6小时避免进食；戒酒、戒烟，保持良好的情绪。

（4）遵医嘱规律服药，定期复查，门诊随访。

2. 幽门螺杆菌感染

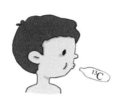

（1）遵医嘱复查^{13}C或^{14}C呼气试验，门诊随访。

（2）正确认识幽门螺杆菌，建议使用公筷。（幽门螺杆菌寄生在胃黏膜组织中，可存在于唾液、粪便、呕吐物中，主要经口传播）

3. 慢性萎缩性胃炎

（1）避免饮酒、吸烟、暴饮暴食；三餐宜规律。

（2）正确认识疾病，培养兴趣爱好，避免心理压力过大。

（3）遵医嘱治疗，必要时内镜下或外科手术治疗。

（4）门诊随访，定期复查；如不适症状反复出现或出现黑便、呕血等，立即就近急诊就医。

4. 消化道息肉

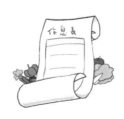

（1）正确认识消化道息肉、消除心理恐惧，建立良好的饮食及作息习惯。

（2）多数情况下，息肉不会造成不适。若胃肠道不适症状明显或出现大便性状改变、持续性体重下降等，应及时就诊。

（3）门诊随访，定期复查。

5. 便秘

（1）多饮水，多进食富含膳食纤维的食物，增加运动，养成定时排便的习惯，避免滥用泻药。

（2）门诊随访；如有不适或病情加重，及时就诊。

四、肾脏内科

1. 肾病综合征

（1）低盐、低钾、低磷、低蛋白、低脂饮食，如少食坚果、水果、瘦肉、鱼腥草，忌食肥肉、火锅。

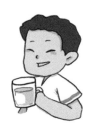

（2）注意休息，避免劳累，发病初期建议床旁活动，病情好转后适当运动。

（3）门诊随访，定期复查；如病情加重，及时就诊。

2. 急性肾盂肾炎

（1）多饮水、勤排尿。

（2）养成良好的生活习惯，饮食宜清淡，多食蔬菜水果，忌食辛辣、刺激的食物，减少尿路刺激。

（3）适当参加体力活动，增强体质，不宜过度劳累。

（4）门诊随访；如病情变化，及时就诊。

3. 慢性肾小球肾炎

（1）避免使用加重肾脏损害的药物。

（2）进食低盐、低钾、低磷、低蛋白、低脂饮食。

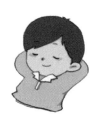

（3）如需备孕，请咨询医生。

（4）多休息、适当运动、避免劳累。

（5）自行监测血压并记录。

（6）门诊随访，定期复查；如病情加重，及时就诊。

4. 慢性肾功能衰竭

（1）戒烟，避免受凉、劳累，养成良好的生活习惯。

（2）低蛋白、低磷饮食，饮食中动物蛋白与植物蛋白（包括大豆蛋白）应保持合理比例，一般两者各占一半左右。

（3）监测并记录血压及尿量。

（4）门诊随访，定期复查；如病情加重，及时就诊。

5. 常染色体显性多囊肾病

（1）限盐，病程晚期推荐低蛋白饮食。

（2）监测血压并记录。

（3）囊肿较大时，避免剧烈活动、重体力劳动及外力撞击。

（4）门诊随访，定期复查；如有不适，及时就诊。

6. IgA肾病

（1）低盐、低脂、低蛋白饮食。

（2）多喝水、多休息、适当运动；避免劳累，预防感冒。

（3）监测血压并记录。

（4）门诊随访，定期复查。

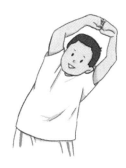

五、风湿免疫科

1. 系统性红斑狼疮

（1）正确认识该疾病，树立乐观情绪。

（2）急性活动期应卧床休息，病情稳定的慢性患者可适当工作，避免劳累。

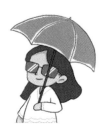

（3）预防感冒，积极防治各种感染。

（4）避免使用避孕药等可能诱发狼疮的药物。

（5）避免阳光暴晒和紫外线照射。

（6）门诊随访，定期复查；如病情加重，及时就诊。

2. 类风湿关节炎

（1）尽早功能锻炼。

（2）保暖、防潮。

（3）戒烟戒酒。

（4）门诊随访，定期复查；如病情加重，及时就诊。

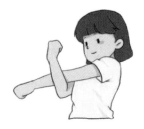

3. 痛风

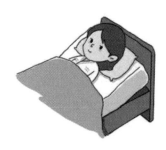

（1）急性期建议卧床休息；恢复期加强功能锻炼。

（2）如服用中成药治疗，应监测肝功能。

（3）多饮水，促进尿酸排泄。

（4）合理健康饮食，减少高蛋白食物的摄入；肥胖人群应减轻体重、减小腹围。

（5）门诊随访，定期复查；如病情加重，及时就诊。

4. 骨关节炎

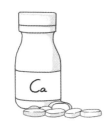

（1）避免过度活动（如上下楼梯、跑步、提重物等），不宜长时间站立；肥胖者应适当减重。

（2）适度理疗、锻炼，保持关节可活动范围。

（3）补充钙剂，适当运动、日晒，避免骨质疏松。

（4）门诊随访，定期复查；如病情加重，及时就诊。

5. 强直性脊柱炎

（1）避免重力负荷、长时间维持同一姿势；如需久坐，建议定时活动；勿用腰背束缚器。

（2）建议睡硬板床，去枕平卧，保持背部直立。

（3）清晨起床，背脊僵硬时，可热水浴改善症状。

（4）戒烟戒酒。

（5）注意安全，慎防外伤。

（6）寒冷、潮湿季节，注意预防症状加重。

（7）注意饮食卫生，多饮水，多进食新鲜蔬菜水果；避免憋尿、便秘、剧烈运动。

（8）门诊随访，定期复查；如病情加重，及时就诊。

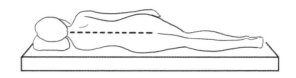

六、血液内科

1. 缺铁性贫血

（1）正确认识该疾病：缺铁性贫血是最常见的一种贫血，因铁摄入不足、需求增多或丢失过多等原因导致。

（2）遵医嘱服用铁剂，饭后或餐中服用，不宜与其他药物合用；服药期间多食用富含维生素C的水果；避免与牛奶、茶、咖啡同时服用；多食肉类、蛋类、动物肝脏等富含铁的食物。

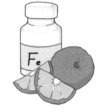

（3）门诊随访，定期复查。

2. 再生障碍性贫血

（1）正确认识疾病：治疗及时得当，多数可以缓解甚至治愈。

（2）保持居室环境、饮食的卫生，减少感染机会；避免剧烈运动，防止磕碰；不滥用药物、不接触射线等。

（3）进食高铁、高蛋白、叶酸含量高的食物，如鱼肉、南瓜、甜菜等；避免摄入含有酒精、肌醇的饮料及食物，如白酒、啤酒、红牛等。

（4）遵医嘱按时用药，定期复查，门诊随访；如出现发热、皮肤瘀斑等症状时，及时就诊。

3. 溶血性贫血

（1）保持安静、舒适的环境；根据个人身体情况制订活动、休息及睡眠计划。

（2）少食多餐，进食高蛋白、高热量、易消化、富含维生素的食物。

（3）注意观察皮肤、巩膜是否出现黄染，皮肤黏膜是否出现瘀点、瘀斑；观察大小便情况，及时发现可能出现的血红蛋白尿。

（4）遵医嘱服药，定期复查，门诊随访；如病情变化，直接急诊就诊。

4. 原发性血小板减少性紫癜

（1）避免过度用力和情绪激动。

（2）注意安全，防止摔倒。

（3）门诊随访，定期复查；如有危及生命的出血，立即就近急诊就医。

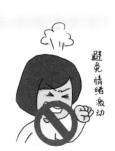

5. 急性白血病

（1）注意饮食卫生，多进食高蛋白、富含维生素、高铁的食物，避免生冷、辛辣、油腻食物；戒烟戒酒；避免剧烈运动，预防磕碰摔伤；避免化学毒物和放射线的密切接触，不自行滥用药物。

（2）注意观察大便颜色，皮肤黏膜是否有出血等情况。

（3）遵医嘱治疗，定期复查，门诊随访；如病情变化，及时就医。

6. 慢性白血病

（1）注意饮食卫生，进食高蛋白质、高维生素食物；戒烟戒酒，不滥用药物。

（2）注意休息，避免疲劳；适当参加室外活动，增强抵抗力。

（3）密切观察是否出现皮肤、黏膜出血，血尿，原因不明的发热、腰痛、骨痛等。

（4）遵医嘱治疗，定期复查，门诊随访；如病情变化，及时就医。

七、神经内科

1. 脑梗死

（1）低盐、低脂饮食，戒烟戒酒，保持良好的生活作息。

（2）自行监测血压、血糖，并做好记录。

（3）如有偏瘫，半年内需坚持康复锻炼，特别是前3月为康复的黄金时期，建议康复科及时就诊。

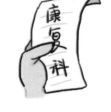

（4）门诊随访，定期复查；如病情变化，及时就诊。

2. 癫痫

（1）生活作息规律，禁酒，避免劳累和熬夜，保持充足睡眠；不宜在高空、水上等危险地方活动，避免驾驶、攀高活动。

（2）不宜情绪波动过大和精神紧张，保持稳定良好的心情。

（3）门诊随访，定期复查；如发作频繁或病情加重，及时就诊。

3. 帕金森病

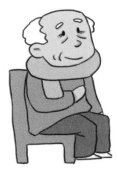

（1）正确认识帕金森病是一种慢性进展性疾病，需长期治疗。

（2）建议康复科就诊，改善日常生活活动能力，提高生活质量。

（3）生活作息规律，戒烟戒酒，避免劳累和熬夜，保持充足睡眠。

（4）保持稳定良好的心情，不宜情绪波动过大和精神紧张；情绪障碍严重者，建议心理卫生专科门诊就诊。

（5）遵医嘱规律服药，定期复查，门诊随访；如病情变化，及时就诊。

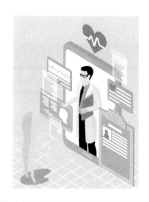

第五章 就诊有"套路"，
科学来帮助

任何事情，
都有一定的规律和方法，
我们称之为"套路"。
看病就诊也一样，
有一套科学的"套路"，
"套路"对了，
自然就事半功倍了！

第一节
看病就诊有妙招，科学选择最重要

看病就诊，科学选择——希望下面的内容可以帮助您顺利就医！

一、如何选择医院

1. 分级诊疗原则

目前，我国分级诊疗体系已逐渐完善，社区医院的医疗技术和设备也越来越好。慢性病、常见病、多发病，建议在社区或基层医院就诊；疑难病、危重病则建议到大型综合医院进行诊疗。

如果疾病发展，社区或基层医院无法处理，也可通过双向转诊的方式转诊至上级医院。

2. 急症与非急症

1）急症

如果是突发急症，如心肌梗死、脑梗死、消化道大出血、中毒、意外伤害等，一定要遵循就近原则。首选距离最近的急诊，或尽快拨打120急救电话，这样有利于为患者争取抢救时间，尽早得到专业、科学的救治。

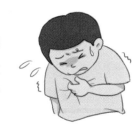

2）非急症

可以根据症状轻重、地理位置、家庭经济、个人医保等情况选择合适的医院。

国家目前推行分级诊疗，提倡"小病在社区，大病到医院，康复回社区"的基本原则。小病选择社区医院就诊，不仅免去了人多排队的烦恼，也为患者节约了时间、减少了人力和物力成本。如果是疑难重症或罕见病，应该及时到大型综合医院接受诊治。

3. 选择正规医院

选择正规医院，按照正规流程就诊。谨慎面对医疗广告，切莫病急乱投医，盲目听信各种小广告，警惕被医托蒙骗。

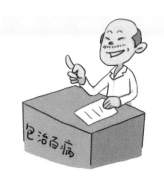

二、如何选择医生

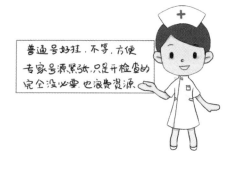

如果是一些初发症状，没有明确诊断，身体情况允许的情况下，建议先挂医院的普通门诊号，完善相关检查，再考虑是否需要挂专科门诊号，挂哪个亚专业，以便进一步有针对性地明确诊断，合理治疗。

每位医生都有自己擅长诊治的专科疾病，对于其他专科，诊疗经验往往不及本专业。所以，就诊前应根据自己的症状，听取社区、基层医生的建议，或者通过可靠的信息媒介（如医院的官方网站和手机APP），对相关科室的医生及其亚专业介绍进行仔细研读，明确具体需要就诊的医生。

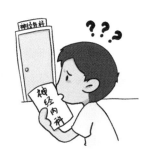

关于医生级别，并不是年纪越大、职称越高的医生才能看好病。即使只是主治医生，也是专业医学院校毕业，执业医师考核过关，经过多年临床实践学习，具备一定临床工作经验的！

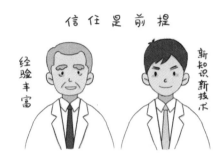

三、如何选择就诊时间

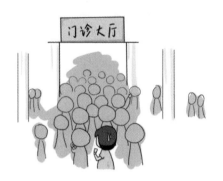

急症需立即就近诊治。非急症建议合理选择就诊时间。

初诊可能涉及很多检查，建议预约上午时段就诊。

复诊或单纯续方开药，建议预约下午或周五、周末时段就诊（具体参考就诊医院的门诊开诊情况），避开就诊高峰，方便自己和他人。

四、初诊建议选择普通号

对于初诊患者，挂专家号和普通号的区别不大，尤其在缺乏疾病相关检查的情况下。因为即使是大专家，也不会看一眼就知道病情，还是需要一些必要的辅助检查。

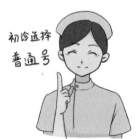

检查结果出来，需要明确诊断，拟定治疗方案时，再挂专家号会更有针对性。

很多大型医院的专家号往往一号难求，但其实常见病、多发病可以先在基层医院就诊，涉及诊疗方案抉择，复杂、疑难诊断时，再预约上级医院专家号。

如果只是开检查,可以先挂相关科室的普通号,做完检查拿到结果后再挂专家号。正如前文所讲,专家也需要依靠相关的实验室和影像学检查来辅助诊断。

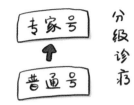

五、复诊建议线上门诊

互联网医院以实体医院为依托,将传统医院与"互联网+"技术融合起来,打通医疗服务全流程,为患者提供健康咨询、在线复诊、慢性病管理、远程问诊等互联网诊疗服务。

互联网医院通过图文咨询、线上问诊、线上处方及检查开单等多种方式,为患者提供便捷的在线就诊服务,尤其在复诊和慢性病管理方面,相比线下门诊,具有更加显著的优势。

因此,很多外地来院的初诊患者,完善相关检查后,建议选择线上门诊,既能快速找到医生复诊,也能免去路途奔波的辛苦。

六、中、西医的选择

面对中、西医的诊疗方式,有人说西医好,有人说中医强,那我们先来看看中、西医有哪些区别?

中医学的理论体系主要有两个特点,一是整体观,二是辨证论治。中医根植于东方文化,它讲究整体观、系统观,注重部分与整体的联系。它的理论基础是脏腑、经络、气血和津液,尤其擅长通过整体观调动气血、阴阳,治疗功能性疾病。

西医根植于西方文明,注重解剖、生理、病理等,具有直观、精准的特点,凭借现代科学技术,分析疾

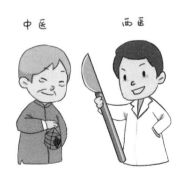

病的病因、病理，采取针对性治疗，对器质性疾病较有优势。

无论是中医还是西医，虽然理念不同，但出发点是相同的，终极目标也是一致的：治愈疾病、护佑健康！

所以，疾病的类型、疾病病程所处的阶段，您想得到的效果等，都可能影响您的选择，需具体问题具体分析。

七、治疗方案的选择

同一种疾病虽然都有规范的诊疗标准，但不同的患者，年龄不一样，身体素质不一样，基础疾病不一样，诊疗方案也可能不一样。

而且很多疾病本身不止一种治疗方案，每种方案各有优劣。选择哪种方案，很多时候需要患者参与决策。

20世纪70年代，美国政府提出"医患共同决策"的概念，旨在呼吁重视患者在医疗活动中的自主性。医患共同决策是指，医生告知患者治疗方案的疗效、益处以及风险，而患者告诉医生他对疾病以及相关风险的看法和疑虑，甚至个人的价值观、经济状况、家庭职业等社会背景。最后，在医生建议下，医患双方共同对医疗过程中的问题做出相对更合理、更有益于患者的选择。

第二节
看病选择有对比，选对方法心欢喜

我们将看病过程中经常遇见的情况进行了列举、对比，
希望给您更多的启发与参考。

一、空手来VS资料全

有些患者就诊前毫无准备，两手空空，一脸茫然，既没有带以往的病历，也没有带相关的检查资料……这样显然是不利于医生快速、全面地了解病史。

因此，平时就应该建立自己的健康医疗包，整理归类各种检查报告和病历资料，按时间顺序依次归档，就诊时随身携带，方便快捷。

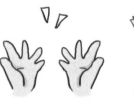

二、不知道VS药物清

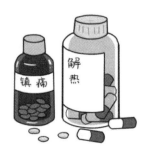

医生："之前吃过什么药？"

病人："药啊，吃了的，有红颗颗、白片片，还有水水药。"

医生："……"

如果院外已服用过一些药物，看诊前应记录清楚吃过哪些药物，药物的剂量、频次以及效果，将所用药品列成清单，或是带上药品包装盒，方便医生详细了解。

三、心慌慌VS心平静

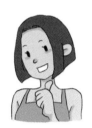

就诊前不宜剧烈运动、情绪激动、大量饮酒或吸烟，这些因素可能引起心跳加快、血压波动，给某些疾病的确诊造成困难。

就诊前也不宜自行乱用药物，特别是镇痛药、解热药、镇静安眠药等，以免掩盖病情，影响诊断。

候诊过程中，请保持心情平静，调整呼吸，耐心等待。

四、紧身衣VS宽松装

就诊时，为了方便查体或检查，请尽量不要穿着紧身或难以穿脱的衣服，着装宜宽松舒适；勿化浓妆，以免影响医生的判断。

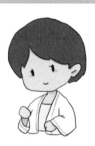

五、早排队VS按时来

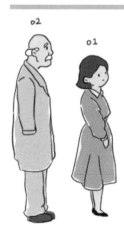

有些患者预约序号靠后，却很早来现场排队，这样做是非常不明智的，不仅自己等很久，还给医院秩序管理带来难度，也增加人群聚集带来的交叉感染风险。建议按照挂号预约时段到达医院，避免无效候诊。

序号靠前的患者，请尽量准时到，避免迟到给后面患者造成影响。

六、含糊答VS认真说

就诊时，一定要听清楚医生的问题再回答，并告诉医生真实情况，给予医生肯定的、前后一致的回答。有任何不明白的问题，可以及时提出。

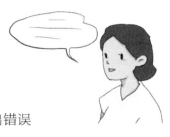

讲述病情时，一定要实事求是，不隐瞒、不夸大，虚假病史会导致医生做出错误判断。

七、被动听VS主动问

看病是医生和患者相互了解、共同解决问题的过程，所以患者可以在就诊前整理好自己关心的问题，就诊时有条不紊地向医生提出。医生解释时，集中注意力认真听，必要时用笔记录。

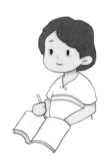

八、乱说话VS有礼貌

看病过程中，要尊重和信任医生，相信医生的临床经验和职业素养。

下面情况经常有，请您理解很必要！

（1）"医生，我为了方便，就用手机预约了一个自己的号，其实是我老婆看病，可以吗？"——看病就诊实名制！

（2）"医生，这种病网上是这么说的……网上还说……"——在专业医生面前，请选择信任医生。

（3）"大老远来，就只做这几项检查呀？其他CT、磁共振不用做吗？是不是该再开一些检查呢？"——医生经过详细的询问、仔细的查体后会开具适合患者病情的检查，不是检查越多越贵才好。请相信医生的判断！

（4）"钱不是问题，检查和治疗都要最好的。"——相信医生会给予最适宜的治疗建议，不是最贵的就一定是最合适的。

（5）"别人跟我一样的病，人家治好了，我却还在治疗呢？"——同一种病会出现不同的症状，同一症状可由多种疾病引起，每个人的情况都不尽相同，不能盲目对比。

（6）"您是权威专家，一定能把我的病治好！您绝对治得好！"——非常理解这种心情，可是医学发展至今，仍有它的局限性，不能包治百病，请相信医生一定会全力救治。

（7）"医生，我相信您给我做手术肯定不会出问题！"——非常理解这种心情，但任何手术都存在风险，顺利与否取决于医生的技术，也取决于患者的病情。

（8）"我的病，某某医院的某某医生跟你们说的不一样，他说……"——信任是医患关系的前提和基础。临床上很多疾病的治疗方式不止一种，而且不同医生对同一疾病的观点也可能不尽相同。

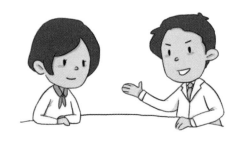

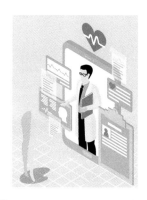

第六章 疾病康复开口笑，
心理调适很重要

临床上很多疾病都与不良情绪有关，

心理状态的好坏，

直接影响着患者的健康和疾病预后。

下面我们来聊一聊
诊后心理调适的相关内容。

第一节
患了疾病怎么办，心理状态要转换

如果生病，我们就变成了"患者"。
那么我们该如何转换角色，改变心态呢？

一、患者角色

首先，我们来了解一下患者角色。

患者角色，又称患者身份，是指被医生和社会确认的患病者应具有的心理活动和行为模式。

一个人患病后，其社会状态和行为也发生了改变，从而进入了患者角色，其原有的社会角色就部分或全部地被患者角色所替代。

二、角色特征

接下来，我们一起来了解一下患者角色有哪些特征：

（1）免除或部分免除社会职责。免除职责的程度根据患者疾病的严重程度不同而有所差异。

（2）不必对疾病负责。病原微生物侵入机体不是患者愿意的，只能处于一种需要得到帮助的状态。

（3）寻求帮助。寻求医疗和护理的帮助以及情感的支持。

（4）恢复健康的权利和义务。患者自身有权利也有义务为恢复健康而努力。

三、患者心理的发展阶段

心理学家认为，人在接受自己所患的某些重大疾病时，会经历以下几个阶段。

第一阶段：从健康到生病期

部分个体在意识到自己生病时，可能会放弃原来的社会责任，否认事实、否认生病、否认医生的诊断，拒绝接受帮助和治疗，忌讳谈及疾病相关的内容，有的则可能因疾病逃避责任。

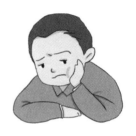

第二阶段：接受生病期

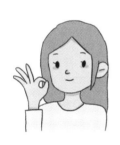

此期开始于患者接受生病的事实，扮演患者角色的时候，其行为变得以自我为中心，对自身一些细小的变化非常关注，对周围其他事物的兴趣明显降低；在依赖他人的同时，内心对此种依赖关系又很抵触，导致内心冲突和情感矛盾；部分适应良好的患者，能接受诊断和忍受治疗带来的不适和限制，积极配合医生，努力恢复健康。

第三阶段：恢复期

个体放弃患者角色，开始恢复健康者的角色，逐渐独立、积极地与他人合作，参加复健活动，逐渐增加对周围事物的兴趣；但是有部分适应转换不好的患者，会长期停留在第二阶段。

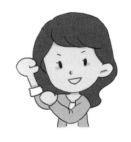

四、患者的心理需要

患者的心理需要因人而异，但也有一些共同的规律。

1. 安全感和康复的需要

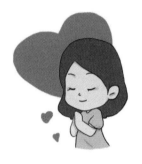

疾病本身就是对安全的威胁。为了早日康复，恢复正常的生活和工作，每个患者都把安全感视为主要需要。当患者感受到医务人员在用最佳的治疗方法全力救治时，便会增加安全感和信心，从而有助于情绪的稳定，主动配合医疗行为。

2. 被尊重与被接纳的需要

患者需要被关心、尊重和接纳，特别是来自医务人员和亲人朋友的关心、理解、尊重和接纳。因为患者时常会担心自己成为别人的负担或累赘，自信心降低，对尊重的需要会比患病前更强。

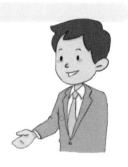

3. 获取信息的需要

患者对信息的需要集中地反映在对自身疾病信息的关注。及时恰当的信息可以帮助患者消除疑虑，增强战胜疾病的信心。

因为了解而不焦虑

第二节
自我调适怎么做，不是只把病床卧

有一些旧观念认为一旦生病了，就需要多多卧床休息。

其实，随着现代医学的发展，对疾病认识的进一步加深，病后调适与康复有了更多新的内涵。

一、表达自我感受

生病了，不但要管理自己的身体，还要管理自己的情绪。

通常，患者既往的经历会影响到自己对疾病的看法和应对方式。有些人可能觉得自己必须坚强，情绪不能轻易外露；有些人可能会向亲人或其他病友寻求帮助；有些也会主动向专业人士寻求帮助，还有些可能会在自己的信仰中平复情绪。

研究发现，当自己表达出愤怒或悲伤等强烈的情感时，更能从这种负面情绪中走出来。即使不想与别人讨论自身的病情和感受，患者仍然可以通过自己的思考或记录的方式进行表达，从而缓解这种不良情绪。

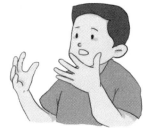

二、接受患病的事实

接受患病的事实可能很残酷，但与疾病斗争的第一步，就是正确接受它，只有这样，才有利于战胜疾病。

接受患病的现实是每一位患者的必经阶段，是治疗疾病的前提。

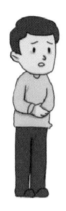

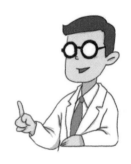

与病友多交流，向他们学习"怎样度过患病的最初阶段"；和家人多沟通，通过家人的鼓励和陪伴，顺利度过此阶段。必要时，也可以向心理医生寻求帮助。正确面对现实，可以让自己抛开所有毫无意义的借口、责备和愤怒。

三、了解真实可靠的信息

现代社会获取信息的途径越来越多，信息传递的速度也越来越快，无论是网络还是纸媒，都存在良莠不齐的现象。很多商业性炒作的虚假广告让人难辨真伪，极易受到错误观点的误导。很多患者因久治不愈，盲目听信各种宣传广告，尝试各种偏方奇方，甚至不惜重金寻求虚假广告中承诺的治疗效果。

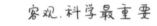

客观、科学最重要

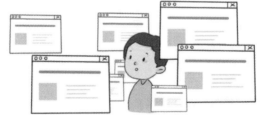

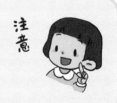

患者朋友们可以通过官方的正规途径获取疾病和健康的相关知识（如国家权威机构、权威媒体、大型公立医院官网或官方微信公众号等）。

注意

四、积极配合治疗

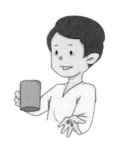

患病后主动就诊，积极配合治疗，为自己的健康目标努力，切勿自暴自弃。

诊疗过程中，积极配合医生，遵医嘱按时服药，定期复查、随访。

诊疗效果是医患双方共同努力的结果。

第三节
要想身体康复早，这些行为不能少

前面讲了患病后如何进行心理调适，接下来我们说一说生活方式上的行为调整，希望可以帮助您早日康复！

（1）按时服药，做好健康记录，定期复查。

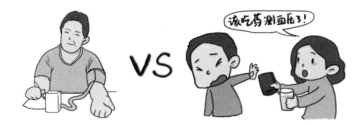

（2）合理膳食，规律作息，保证充足的休息与睡眠。

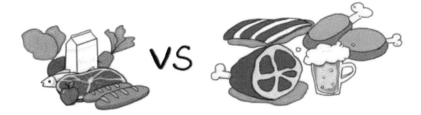

（3）戒烟限酒，避免不良嗜好。

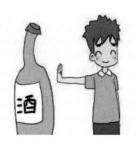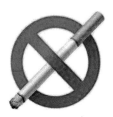

（4）保持良好的心理状态，适当娱乐放松。

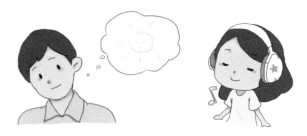

（5）培养良好的兴趣爱好，适当锻炼。

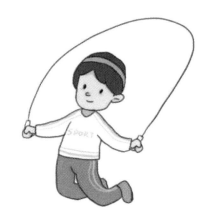

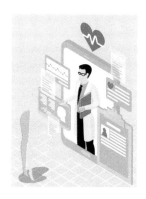

第七章 健康管理有方法，迈出健康新步伐

健康不仅仅是没有疾病，

而是一种身体、心理和社会的完好状态。

健康管理不仅是一个概念，

更是一种科学的、系统的方法，

它是从整体观角度出发，

将疾病预防和健康生活指导

相结合的过程。

第一节
健康管理有内涵，科学运转有循环

在我国，健康管理的意识很早就有了。《黄帝内经》中提出的"治未病"理念，便是最早的健康管理思想火花。

那么，什么是健康意识？什么是健康管理？具体应该怎么管？下面我们来具体谈一谈。

一、健康意识

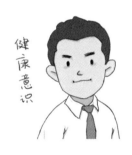

健康意识，是指机体对自身正常功能和心理状态的认识。简单地说，就是个人对健康的态度以及能否维持健康的信心。

现代医学已经从疾病医学向健康医学，从生物医学向生物—心理—社会医学模式转变，将疾病防治重心前移，提倡预防为主，防治结合的健康模式。

"未病先防，已病防变，病后防复"。健康不单纯依赖医学治疗，而是需要通过良好的生活行为方式进行科学干预，消除影响健康的危险因素，这才是正确的健康意识。

二、健康管理

1. 起源

"健康管理"这个词听上去很新奇，但实际上在我国浩瀚的中医经典中很容易发现健康管理的思想火花，如2000多年前的古代医学名著《黄帝内经》中指出："上医治未病，中医治欲病，下医治已病。"它告诉我们不仅要治疗已经发生的疾病，还要重视预防即将发生的疾病。这个思想理论与现在的健康管理内涵不谋而合。

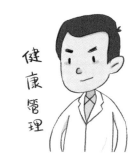

到了20世纪六七十年代，健康管理的理念伴随着美国保险业的发展应运而生。保险公司根据客户的健康状况进行分类，分别交给不同专业的健康或疾病管理中心，通过健康评估后的结果，指导客户自我保健和后续管理，促进客户健康，从而达到降低医疗费用和减少赔付的目的。

近年来，全民健康也在我国日益受到重视。《健康中国"2030"规划纲要》中指出："没有全民健康，就没有全面小康。要把人民健康放在优先发展的战略地位，以普及健康生活、优化健康服务、完善健康保障、建设健康环境、发展健康产业为重点，加快推进健康中国建设，努力全方位、全周期保障人民健康。"

2. 内涵

健康管理是对个人或群体的健康危险因素进行全面管理的过程，通过调动个人及群体促进健康的积极性，充分利用有限的资源来达到最大的健康效果。

作为一种追本溯源的预防医学，健康管理以现代健康概念（生理、心理和社会适应能力）和新的医学模式（生理—心理—社会）以及中医治未病为思想指导，通过现代医学和现代管理学的理论、技术、方法和手段，对个人和群体的健康状况及其影响健康的危险因素进行全面检测、科学评估、有效干预与连续跟踪，从而提高自我管理的意识和水平，降低疾病风险，减少医疗费用，提高生活质量。

3. 特点

1）管理核心

健康管理的核心是控制健康危险因素，包括可变危险因素和不可变危险因素。

可变危险因素是可控的。通过改变不合理饮食、缺乏运动、吸烟酗酒等不良行为来促进健康。

不可变危险因素不受个人控制，如年龄、性别、家族史等。

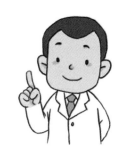

2）管理对象人群分类

A. 健康人群

希望得到科学、专业、系统、个性化的健康教育与指导，通过定期的健康评估，保持健康危险处于低风险水平。

B. 亚健康人群

无器质性疾病，介于健康和疾病之间的人群。处于亚健康状态却不知如何改善，希望采取措施调适身心、提高健康水平。

C. 疾病人群

治疗的同时希望积极改善自身健康。在临床治疗的同时，进行生活行为方式的全面干预，减少危险因素，降低风险水平，延缓疾病进程，提高生命质量。

3）健康管理的三级预防

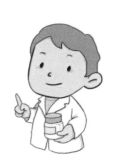

一级预防，又称病因预防，是在疾病（或伤害）尚未发生时，针对病因或危险因素采取措施，降低有害暴露的水平，增强个体对抗有害暴露的能力，延缓或防止疾病（或伤害）的发生。

二级预防，又称为"三早"预防，在疾病的临床前期做到早期发现、早期诊断、早期治疗，使疾病在早期就被发现和治疗，避免或减少并发症、后遗症的发生，有效地控制疾病的发展和恶化。

三级预防，又称临床预防。对已患有某些疾病的患者，采取及时有效的治疗措施，防止病情恶化；对因病丧失劳动力或伤残的患者，积极促进功能恢复，提高生存质量。

4. 重要性

从国家层面来讲，重视重大疾病防控是保障人民健康的关键一环，加强综合防控，强化早期筛查和早期发现，推进早诊早治工作，推进疾病治疗向健康管理转变能有效促进全民健康。

从个人层面来讲，随着我国老龄化时代的到来，逐渐从过去的疾病治疗模式向健康维持模式转变。其中预防是关键，为个人及家庭带来很多益处，如：

（1）及时发现疾病风险，早控制，少得病、缓得病，得病后及时诊治，有效康复。

（2）减少重大疾病导致的生命危险。

（3）降低生活负担。

（4）提高生命质量，增强幸福获得感。

三、健康管理的方法与步骤

第一步：了解健康。

了解个人的健康状况是有效开展健康管理的基础，即收集个人的健康信息，包括一般情况（性别、年龄、职业、生活环境等）、过敏史、家族史、生活方式（膳食、体力活动、吸烟、饮酒等），以及体检结果等。

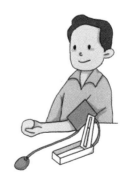

第二步：健康评估。

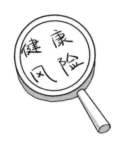

常见的健康风险评估，可分为一般健康风险评估和疾病风险评估。

一般健康风险评估主要是对影响个体健康的各种风险因素进行全面评估。主要根据个体的生活方式、家族史、生活和工作环境、职业以及体检结果等，对个人的健康状况及未来患病或死亡的危险性用数学模型进行量化评估。目的是帮助个体综合认识健康风险，纠正不良行为和习惯，制定个性化的健康干预方案。

区别于一般的健康风险评估，疾病风险评估（也被称为疾病预测），是评估具有一定健康特征的个体在一定时间内发生某种健康问题或疾病的可能性。

第三步：健康干预。

有效的健康干预是健康管理的重点和实现健康管理目标的重要手段。

通过健康干预可以有效控制健康危险因素，降低疾病风险。

对于患者群体的早期干预可以有效控制病情进展和并发症的出现，明显减少医疗费用，降低健康损失。

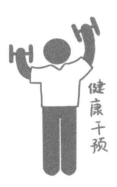

与一般健康教育和健康促进不同的是，健康管理过程中的健康干预是个性化的，可以根据个体的健康危险因素，进行个性化的健康咨询、健康指导、营养干预、运动干预、心理干预、风险控制以及就医指导等。

第四步：健康随访。

健康干预计划拟订后，需要定期开展
健康随访。主要内容是了解健康管理计划
的实施状况，评估主要危险因素的变化，
动态追踪计划改善的效果，个性化调整健
康干预方案等。

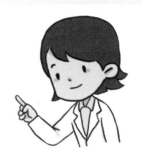

第五步：再次评估。

当健康管理计划实施一定周期（如1年）后，需更新个人健康信
息，包括过敏史、家族史、生活方式（膳食、体力活动、吸烟、饮酒
等），进行健康体检，了解身体各项指标的变化趋势。根据更新后的
数据信息，调整和制订新的健康管理干预计划。

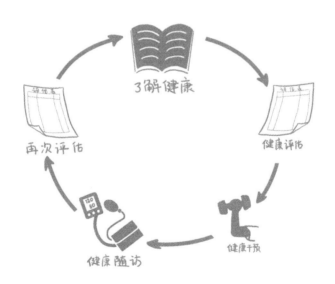

第二节
发现患了慢性病，健康管理要坚定

患了慢性病，除了规范治疗，健康管理也必不可少。

俗话说："三分治，七分养。"规范治疗的同时，如何"养"？如何风险评估？如何定期监测？健康管理是非常重要的！

一、慢性病

1. 什么是慢性病

慢性疾病的全称是"慢性非传染性疾病"，也可简称"慢病"，不是特指某种疾病，而是对一类起病隐匿、病程较长且病情迁延不愈、病因复杂，且有些尚未完全被确诊的疾病的概括性总称。

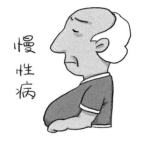

慢性病的病因复杂，受遗传和环境因素共同影响，具有发病率高、知晓率低、病程长、控制率低、致残致死率高等特点，主要包括心脑血管疾病、慢性呼吸系统疾病、慢性消化系统疾病、精神心理性疾病等。

2. 慢性病的特点

（1）病因复杂，发病与多个因素有关。

（2）潜伏期较长，没有确切的患病时间。

（3）病程长，随着疾病进展，表现为功能进行性受损或失能。

（4）难以彻底治愈，表现为不可逆性。

3. 慢性病的危害

慢性病的危害主要是造成心、脑、肺、肾等重要脏器的损害，影响劳动能力和生活质量。长期治疗增加社会和家庭的经济负担。

4. 慢性病的危险因素

慢性病的危险因素主要分为三类：个体因素（年龄、性别、遗传）、行为因素（吸烟、膳食、饮酒、运动）和社会因素（影响社会经济、文化及其他环境变量的复杂混合因素）。

世界卫生组织（WHO）曾提出慢性病高危密码"3450"的新概念，即三种不良生活方式（吸烟、不合理膳食和缺乏体力活动），导致四种慢性病（心脑血管疾病、糖尿病、恶性肿瘤、呼吸系统疾病），死亡率增高，最终可使50%的人过早死亡。

5. 慢性病的防治策略

（1）面向三类人群：一般人群、高危人群、患病人群。

（2）关注三个环节：控制危险因素、早诊断早治疗、规范化管理。

（3）运用三种手段：健康促进、健康管理、疾病管理。

二、慢性病管理

慢性病健康管理是在收集患者健康信息的基础上，对慢性病及其风险因素进行定期检测、连续监测、综合评估、干预管理的医学行为及过程。主要包括慢性病早期筛查，慢性病风险预测、预警与综合干预。

在个体慢性病管理的基础上，也可对慢性病群体的信息进行汇总和分析，并对群体慢性病预防、治疗和管理工作提出可行性建议。

慢性病管理是一种科学的管理模式，可以帮助患者延缓疾病进程、减少并发症、降低伤残率、延长寿命、提高生活质量。

三、慢性病管理门诊

目前，国内一些医院已经尝试开设慢性病连续性管理门诊或全程管理门诊，对慢性病患者进行随访，收集健康信息，建立健康档案，开展健康评估，拟订干预计划，监控疾病进展，提高生活质量。

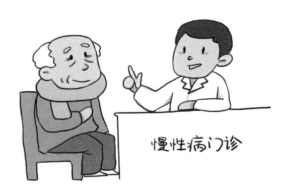

慢性病门诊

第三节
自我管理监测表，健康数据保存好

健康管理的实施需要依靠科学的自我管理监测表进行记录。

这里我们罗列一些常用表格，供您参考。

一、健康数据记录表

1. 血压监测表

记录时段			血压测量			备注
序号	日期	测量时间	收缩压（mmHg）	舒张压mmHg）	心率（次/分）	

2. 血糖监测表

序号	日期	测量时间	空腹血糖（mmol/L）	餐后2小时血糖（mmol/L）	随机血糖（mmol/L）	备注

使用胰岛素控制血糖的患者朋友们，请按照医嘱要求监测血糖并做好记录。

3. 用药记录表

序号	用药时间	药物名称	用法用量	备注
			每日　次，每次	
			每日　次，每次	
			每日　次，每次	
			每日　次，每次	
			每日　次，每次	
			每日　次，每次	
			每日　次，每次	

4. 定期复诊表

序号	就诊时间	就诊科室	就诊医师	下次复诊时间	复查项目	备注

二、健康自测法

1. 心功能分级

心功能分级是一种评估心功能受损程度的临床方法。心脏疾病患者按心功能状况分级可以大体上反映病情严重程度，对治疗措施的选择、劳动能力的评定、预后的判断等有实用价值。

目前常用的评定方法是纽约心脏病协会提出的NYHA心功能分级。

1928年由纽约心脏病协会（NYHA）提出，几经更新，逐步完善，临床上沿用至今。该分级适用于单纯左心衰竭、收缩性心力衰竭患者的心功能分级。NYHA心功能分为Ⅰ～Ⅳ级。

Ⅰ级：患者有心脏病，但体力活动不受限制。一般体力活动不引起过度疲劳、心悸、气喘或心绞痛。

Ⅱ级：患者有心脏病，以致体力活动轻度受限。休息时无症状，一般体力活动引起过度疲劳、心悸、气喘或心绞痛。

Ⅲ级：患者有心脏病，以致体力活动明显受限。休息时无症状，但小于一般体力活动即可引起过度疲劳、心悸、气喘或心绞痛。

Ⅳ级：患者有心脏病，休息时也有心功能不全或心绞痛症状，进行任何体力活动均可导致不适感增加。

2. 焦虑抑郁自评量表

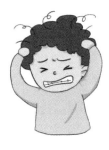
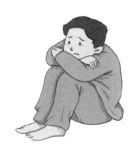

1）焦虑自评量表（SAS）

焦虑是一种比较普遍的精神体验，长期存在焦虑反应的人易发展为焦虑症。本量表包含20个项目，分为4级评分。请您仔细阅读以下内容，根据最近一星期的情况如实回答。

填表说明： 所有题目均共用答案，请在A、B、C、D下划"√"，每题限选一个答案。

自评题目：

（1）我觉得比平时容易紧张或着急　　　　A　B　C　D

（2）我无缘无故在感到害怕　　　　　　　A　B　C　D

（3）我容易心里烦乱或感到惊恐　　　　　A　B　C　D

（4）我觉得我可能将要发疯　　　　　　　A　B　C　D

（5）我觉得一切都很好　　　　　　　　　A　B　C　D

（6）我手脚发抖打寒战　　　　　　　　　A　B　C　D

（7）我因为头疼、颈痛和背痛而苦恼　　　A　B　C　D

（8）我觉得容易衰弱和疲乏　　　　　　　A　B　C　D

（9）我觉得心平气和，并且容易安静坐着　A　B　C　D

（10）我觉得心跳得很快　　　　　　　　　A　B　C　D

（11）我因为一阵阵头晕而苦恼　　　　　　A　B　C　D

（12）我有晕倒发作，或觉得要晕倒似的　　A　B　C　D

（13）我吸气呼气都感到很容易　　　　　　A　B　C　D

（14）我的手脚麻木和刺痛　　　　　　　　A　B　C　D

（15）我因为胃痛和消化不良而苦恼　　　　A　B　C　D

（16）我常常要小便　　　　　　　　　　　A　B　C　D

（17）我的手脚常常是干燥温暖的　　　　　A　B　C　D

（18）我脸红发热　　　　　　　　　　　　A　B　C　D

（19）我容易入睡并且一夜睡得很好　　　　A　B　C　D

（20）我做噩梦　　　　　　　　　　　　　A　B　C　D

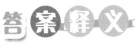

A 没有或很少时间　　　B 小部分时间

C 相当多时间　　　　　D 绝大部分或全部时间

2）抑郁自评量表（SDS）

本量表包含20个项目，分为4级评分。为保证调查结果的准确性，务必请您仔细阅读以下内容，根据最近一星期的情况如实回答。

填表说明： 所有题目均共用答案，请在A、B、C、D下划"√"，每题限选一个答案。

自评题目：

（1）我觉得闷闷不乐，情绪低沉　　　　　　　A　B　C　D

（2）我觉得一天之中早晨最好　　　　　　　　A　B　C　D

（3）我一阵阵哭出来或想哭　　　　　　　　　A　B　C　D

（4）我晚上睡眠不好　　　　　　　　　　　　A　B　C　D

（5）我吃得跟平常一样多　　　　　　　　　　A　B　C　D

（6）我与异性密切接触时和以往一样感到愉快　A　B　C　D

（7）我发觉我的体重在下降　　　　　　　　　A　B　C　D

（8）我有便秘的苦恼　　　　　　　　　　　　A　B　C　D

（9）我心跳比平时快　　　　　　　　　　　　A　B　C　D

（10）我无缘无故地感到疲乏　　　　　　　　　A　B　C　D

（11）我的头脑跟平常一样清楚　　　　　　　　A　B　C　D

（12）我觉得经常做的事情并没困难　　　　　　A　B　C　D

（13）我觉得不安而平静不下来　　　　　　　　A　B　C　D

（14）我对将来抱有希望　　　　　　　　　　　A　B　C　D

（15）我比平常容易生气激动　　　　　　　　　A　B　C　D

（16）我觉得做出决定是容易的　　　　　　　　A　B　C　D

（17）我觉得自己是个有用的人，有人需要我　　A　B　C　D

（18）我的生活过得很有意思　　　　　　　　　A　B　C　D

（19）我认为如果我死了别人会生活得更好些　　A　B　C　D

（20）平常感兴趣的事我仍然照样感兴趣　　　　A　B　C　D

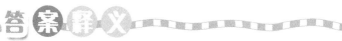

答案释义

A　没有或很少时间　　　B　小部分时间

C　相当多时间　　　　　D　绝大部分或全部时间

第四节
健康器材大盘点，自我管理更方便

　　随着经济的发展、人们生活水平的提高，健康器材进家庭越来越常见。

　　日常生活中有很多健康器材可以帮助我们监测健康数据的变化，这里就来盘点一下。

一、血压计

1. 常用血压计分类

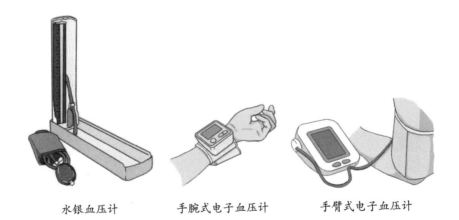

水银血压计　　　　　手腕式电子血压计　　　　　手臂式电子血压计

2. 水银血压计的正确使用

　　（1）测量前在安静环境中休息10分钟，保持情绪平稳。活动或情绪紧张会导致测量数值偏高。

　　（2）打开血压计，扳开开关，观察水银柱是否处于"0"刻度。

如果不是，则应当进行校准，否则会影响测量数值。

（3）检查球囊充气，观察是否有水银中断的现象。如果有中断，应及时更换血压计。

（4）挽起衣袖，以露出上臂为宜，不方便挽起时可考虑脱下，避免衣袖过紧，压迫血管导致测值偏高。

（5）坐位或仰卧位测量，保持上肢伸直，肘部与心脏保持同一水平。

（6）袖带连接橡胶管的部位对准肘窝，平整缠绕上臂。袖带下端在肘窝上方2~3 cm处，松紧度以放入一指为宜。

（7）听诊器听筒放置在肘窝的肱动脉处，不能塞到袖带里，避免测值比实际偏高。

（8）关闭球囊开关，向袖带内充气至肱动脉的搏动音消失，再继续充气使水银柱继续上升20~30 mmHg。双眼保持与水银柱刻度平视，打开球囊开关，均匀、缓慢地放气。

（9）水银柱下降期间，当听到清晰的第一声搏动音时所代表的刻度，就是收缩压。接下来会一直听到搏动音，当搏动音突然变弱或者消失时，所示刻度就是舒张压。

（10）如果血压值异常，或者未听清楚，应当休息片刻重新测量。

（11）测量结束后，记得将血压计的盒盖向右倾斜45°，使水银完全回流槽内，再关闭水银槽的开关。

3. 手腕式血压计的正确使用

（1）测量前在安静环境中休息10分钟，情绪平稳。活动或情绪紧张会导致测量数值偏高。

（2）将手腕处的所有衣服去除，掌心向上，在手腕距离手掌约一食指宽的位置上绑上腕带，需紧贴手腕，袖口不能卷在内，保持松紧适度，否则可能影响准确性。

（3）调整上臂位置，保持腕带与心脏的高度相同。

（4）测量全程保持身体静止，直至血压计播报测量结果。

4. 手臂式血压计的正确使用

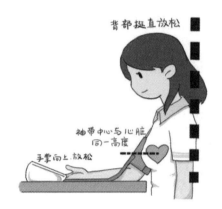

（1）测量前在安静环境中休息10分钟，情绪平稳。活动或情绪紧张会导致测量数值偏高。

（2）把臂带绑在上臂、离肘关节2~3 cm的位置；手臂自然放置于桌面，掌心向上，保证臂带部位与心脏同高。

（3）测量全程保持身体静止，直至血压计播报测量结果。

5. 各类血压计的优缺点

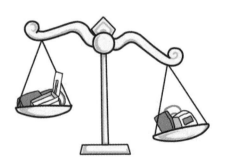

水银血压计测量的血压相比于电子血压计更准确，普遍为医护人员和患者所接受，高血压的诊断标准也是依据水银血压计而制定，但容易受测量者熟练程度、听觉以及噪声等因素影响，而且水银血压计体积较大，携带不方便。

电子血压计是利用现代电子技术与血压间接测量原理进行血压测量的医疗设备，直接以数字显示压力值，排除了人为干扰因素，而且小巧轻便，可随身携带、随时随地测量，操作简单，是家庭自我血压管理的理想工具。

> **划重点:**
> （1）每天保持统一测量姿势，即同一侧手臂；每天保持统一时间测量，如起床后或睡觉前。
> （2）每次连续测量2~3次，每次间隔1分钟。第一次测量因受到突然加压刺激，血压数值会偏高，一般以后面两次血压测量的平均值作为参考。
> （3）血压计应至少每年校准一次。

6. 血压水平的定义和分类

根据病情和年龄，血压控制范围有所不同，应遵循医嘱将血压控制在适宜的范围内。

血压水平的定义和分类

级别	收缩压（mmHg）	和/或	舒张压（mmHg）
高血压	≥140	和/或	≥90
1级高血压（轻度）	140~159	和/或	90~99
2级高血压（中度）	160~179	和/或	100~109
3级高血压（重度）	≥180	和/或	≥110
单纯收缩期高血压	≥140	和	<90

7. 血压测量的频率

（1）初诊高血压、血压控制不佳，或正在调整降压治疗方案的患者朋友，建议每天早上6:00~9:00和晚上6:00~9:00各一次，每次测量2~3次，连续测量7天，去除第1天血压值，计算后面6天血压平均值作为评估治疗的参考值。

（2）血压稳定且达标的高血压患者，每周测量1~2次，或者按照医嘱要求。清晨的血压测量一般是起床30~60分钟内，服药前、早餐前完成血压测量。

二、血糖监测仪

血糖仪是一种测量血糖水平的电子仪器。糖尿病患者如果经济条件许可，建议家中配备。

1. 正确使用方法

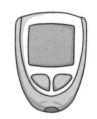

（1）检查血糖仪功能是否正常，试纸是否过期，试纸代码是否与血糖仪相符。每盒试纸都有编码，需在测量前根据试纸的编号调整仪器。

（2）清洁双手，擦干后使用75%酒精消毒无名指指腹待干，不宜用含碘消毒剂（如碘附、碘酒)。清洁后避免接触其他物质，否则可能会影响检测结果的准确性。

（3）采血笔以足够深度刺入，从指跟向指端（采血点)方向轻轻挤压，自然流出适量血液，不宜太用力，否则会影响准确性。

（4）将适量血液滴入或吸入试纸测试区后等待结果，不要追加血液，否则会导致测试结果不准确。

2. 监测时间

血糖监测一般根据糖尿病类型和病情而定。

对病情不稳定者、使用胰岛素的患者，应遵医嘱，密切监测血糖。

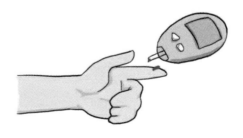

病情稳定的患者也应遵医嘱测量。

血糖监测可以更好地掌握糖尿病患者的血糖变化，及时发现血糖异常波动，及时就诊，并且对合理用药、健康生活、科学饮食、适当运动都具有重要的指导意义。

3. 正常范围

空腹血糖是指隔夜禁食（饮水除外）8~12小时之后，于次日早餐前所测的血糖值（注意：中餐、晚餐前测定的血糖不是空腹血糖），是糖尿病最常用的检测指标。正常人的空腹血糖值为3.9~6.1 mmol/L，如在6.1~7.0 mmol/L，考虑空腹血糖受损；如果≥7.0 mmol/L，则考虑糖尿病；如低于2.8 mmol/L，且产生相应的临床症状称为"低血糖"。

餐后2小时血糖是指从吃第一口饭开始计时，2小时后准时采血所测得的血糖，其正常值为4.4~7.8 mmol/L，是早期诊断糖尿病的重要指标，也对预防糖尿病并发症的发生有重要作用。通常餐后2小时血糖应<7.8 mmol/L，在7.8~11.1 mmol/L时，考虑糖耐量减低或受损。糖尿病治疗中的患者，监测餐后2小时血糖时应和平时一样服用降糖药或注射胰岛素。

根据病情和年龄，血糖控制范围有所不同，遵医嘱控制血糖，既要避免血糖过高，也要避免低血糖的发生。

4. 注意事项

（1）保持血糖仪的洁净很重要，否则可能会出现测值偏差。

（2）采血注意事项

• 寒冷天气时测量，可能会因为双手冰凉，针刺后不容易出血，用力挤压导致组织液混入血液，引起测量值不准。建议患者朋友们采血前用略高于皮肤温度的热水浸泡并洗净双手，增加手指血液循环，有利于采血。

• 手指消毒前，让手臂下垂10~15秒，也可以用力甩几下，使血管充盈，消毒后在手指偏侧面采血。

• 采血笔刺破手指后，从指根向指端（采血点）方向慢慢挤压形成血滴，注意用力不宜过大。

（3）试纸应在阴凉、干燥处避光保存；使用前先看保质期；手指不要接触试纸。

（4）血糖仪在使用前需要先调整代码，应与试纸盒的代码相一致。每台仪器都有其各自对应的试纸条，不匹配的试纸和仪器不可交叉使用。

（5）常见操作错误：血液未覆盖整个测试区；血量过多，污染了仪器；试纸条未插到规定位置；滴血后未及时将试纸插入，等待时间过久；检测时挪动试纸条，或血糖仪发生移动、倾斜等。

（6）血糖仪的校准：新买的血糖仪第一次使用前通常需要校准；每使用一段时间后也需要重新校准；如果患者朋友们认为测出的血糖值与实际情况偏差较大，如发生低血糖反应时却测出血糖正常或偏高，说明血糖仪需要校准。

（7）在家自测血糖时应该掌握正确的方法，随时观察采血后手指的情况，如果剧烈疼痛或出现异常症状，应该及时前往医院。

三、体温计

体温计又称医用温度计，也是家庭常备健康工具。

1. 分类

（1）水银体温计（常见腋温水银体温计）：腋温水银体温计是医院常用的体温监测工具。虽然易碎、测量不方便，但测量值相对稳定、可靠、准确，在临床上仍然是被广泛使用的体温测量工具。

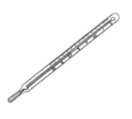

（2）电阻式电子温度计：是把电子感温探头部分放入腋下测量，

外形、使用方法都类似水银体温计。

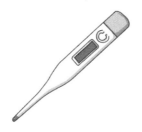

（3）红外线电子体温计（常见额温体温枪）：利用红外接收原理测量人体体温，具有操作简便、免接触、测量时间短、安全清洁，适合婴幼儿等优点，常用于人群聚集处的体温检测。

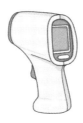

2. 腋温水银体温计测量方法

（1）使用前将体温计的水银柱甩到35℃以下。

（2）将体温计水银端放在腋下最顶端（即腋窝深处），夹紧上臂，以免脱位或掉落。保持腋下干燥，否则会影响测量的准确性。

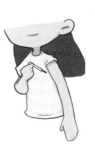

（3）测量时间应足够，5~10分钟后可取出体温计。

（4）手持体温计尾部，远离水银柱，保持眼睛与体温计处于同一水平，然后读取数据。

3. 额温体温枪使用方法

利用红外线原理测量人体体温，使用非常

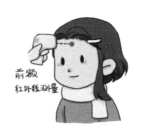

前额
红外线测量

简单、方便。测量前应保持额头干燥、头发不能覆盖额头。额温枪测得的体温如有异常，应使用医用体温计再次测量。

4. 水银体温计和电子体温计的优缺点

水银体温计价格便宜，测值准确；额温枪较水银体温计相比，易受气温、风速等环境影响，导致所测温度不稳定。

水银体温计测量时间长，需接触人体皮肤，意外打碎后产生玻璃碎渣和对人体有害的水银；额温枪测量时间短，不需接触人体皮肤，可以有效避免交叉感染。

> **划重点：**
>
> 正常腋窝体温在36.0~37.0℃。一般≥37.3℃为发热。
>
> 测量体温前应避免热饮、剧烈运动、情绪激动等。

四、体重计

体重计主要监测人体的体重变化，分为电子秤和机械秤。

体重控制是健康管理的基础之一，每户家庭可以准备一个体重秤，及时把握家人的体重变化，维护家人健康。

国际上常使用身体质量指数（又称体质指数或体重指数，英文缩写BMI）用于衡量人体胖瘦程度以及是否健康，即以体重（kg）除以身高（m）平方得出的数字。

体质指数（BMI）=体重（kg)/身高（m）^{2}

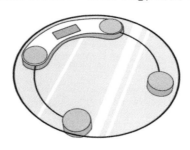

正常范围是18.5~24.0 kg/m²，24.0~28.0 kg/m²属于超重，≥28.0 kg/m²属于肥胖，>32.0 kg/m²属于非常肥胖。

目前，衡量是否肥胖还有体脂肪率、腰围与身高的比例、内脏脂肪测定等。

后 记

工作中我们会遇到太多不熟悉流程而跑冤枉路的患者，太多因不了解医学科普知识、遵医行为不良而导致疾病加重的情况。

为了帮助患者朋友们了解医院、了解就诊流程，我们以"诊前—诊中—诊后"为线索，梳理了相关注意事项，最终编写成这本书，旨在倡导科学就诊，助力全民健康！

社会在不断进步，医学在不断发展，本书可能存在一定的局限性及不足之处，欢迎广大医护同仁及患者朋友们指正。

"诊前准备好，诊中效率高，诊后科学管"——护佑健康！我们与您同在！

编者

2022 年 1 月

血糖监测表

序号	日期	测量时间	空腹血糖（mmol/L）	餐后2小时血糖（mmol/L）	随机血糖（mmol/L）	备注

血压监测表

序号	记录时段		血压测量			备注
	日期	测量时间	收缩压（mmHg）	舒张压（mmHg）	心率（次/分）	

用药记录表

序号	用药时间	药物名称	用法用量	备注
			每日　　次，每次	
			每日　　次，每次	
			每日　　次，每次	
			每日　　次，每次	
			每日　　次，每次	
			每日　　次，每次	
			每日　　次，每次	
			每日　　次，每次	
			每日　　次，每次	
			每日　　次，每次	
			每日　　次，每次	

定期复诊表

序号	就诊时间	就诊科室	就诊医师	下次复诊时间	复查项目	备注